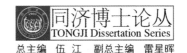

总主编 伍 江 副总主编 雷星晖

马仙珏 薛 雷 著

JNK信号通路新成员的遗传筛选和功能研究

Genetic Screen and Function Characterization
of Novel Components of JNK Signaling

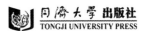
同济大学 出版社
Tongji University Press

图书在版编目(CIP)数据

JNK 信号通路新成员的遗传筛选和功能研究 / 马仙珏，
薛雷著. —上海：同济大学出版社，2019.5
（同济博士论丛 / 伍江总主编）
ISBN 978 - 7 - 5608 - 7025 - 0

I. ①J… II. ①马…②薛… III. ①癌发生—细胞凋
亡—遗传调控—研究 IV. ①R730.231②Q255

中国版本图书馆 CIP 数据核字(2017)第 093899 号

JNK 信号通路新成员的遗传筛选和功能研究

马仙珏　薛　雷　著

出　品　人　华春荣　　　责任编辑　陈红梅　胡晗欣
责任校对　徐春莲　　　封面设计　陈益平

出版发行　同济大学出版社　　　www.tongjipress.com.cn
　　　　　　（地址：上海市四平路 1239 号　邮编：200092　电话：021 - 65985622）
经　　销　全国各地新华书店
排版制作　南京展望文化发展有限公司
印　　刷　浙江广育爱多印务有限公司
开　　本　787 mm×1092 mm　　1/16
印　　张　12
字　　数　240 000
版　　次　2019 年 5 月第 1 版　　2019 年 5 月第 1 次印刷
书　　号　ISBN 978 - 7 - 5608 - 7025 - 0

定　　价　78.00 元

"同济博士论丛"编写领导小组

袁万城　莫天伟　夏四清　顾　明　顾祥林　钱梦騄

徐　政　徐　鉴　徐立鸿　徐亚伟　凌建明　高乃云

郭忠印　唐子来　阊耀保　黄一如　黄宏伟　黄茂松

戚正武　彭正龙　葛耀君　董德存　蒋昌俊　韩传峰

童小华　曾国荪　楼梦麟　路秉杰　蔡永洁　蔡克峰

薛　雷　霍佳震

秘书组成员：谢永生　赵泽毓　熊磊丽　胡晗欣　卢元姗　蒋卓文

总 序

在同济大学 110 周年华诞之际，喜闻"同济博士论丛"将正式出版发行，倍感欣慰。记得在 100 周年校庆时，我曾以《百年同济，大学对社会的承诺》为题作了演讲，如今看到付梓的"同济博士论丛"，我想这就是大学对社会承诺的一种体现。这 110 部学术著作不仅包含了同济大学近 10 年 100 多位优秀博士研究生的学术科研成果，也展现了同济大学围绕国家战略开展学科建设、发展自我特色，向建设世界一流大学的目标迈出的坚实步伐。

坐落于东海之滨的同济大学，历经 110 年历史风云，承古续今、汇聚东西，秉持"与祖国同行、以科教济世"的理念，发扬自强不息、追求卓越的精神，在复兴中华的征程中同舟共济、砥砺前行，谱写了一幅幅辉煌壮美的篇章。创校至今，同济大学培养了数十万工作在祖国各条战线上的人才，包括人们常提到的贝时璋、李国豪、裘法祖、吴孟超等一批著名教授。正是这些专家学者培养了一代又一代的博士研究生，薪火相传，将同济大学的科学研究和学科建设一步步推向高峰。

大学有其社会责任，她的社会责任就是融入国家的创新体系之中，成为国家创新战略的实践者。党的十八大以来，以习近平同志为核心的党中央高度重视科技创新，对实施创新驱动发展战略作出一系列重大决策部署。党的十八届五中全会把创新发展作为五大发展理念之首，强调创新是引领发展的第一动力，要求充分发挥科技创新在全面创新中的引领作用。要把创新驱动发展作为国家的优先战略，以科技创新为核心带动全面创新，以体制机制改革激发创新活力，以高效率的创新体系支撑高水平的创新型国家建设。作为人才培养和科技创新的重要平台，大学是国家创新体系的重要组成部分。同济大学理当围绕国家战略目标的实现，作出更大的贡献。

大学的根本任务是培养人才，同济大学走出了一条特色鲜明的道路。无论是本科教育、研究生教育，还是这些年摸索总结出的导师制、人才培养特区，"卓越人才培养"的做法取得了很好的成绩。聚焦创新驱动转型发展战略，同济大学推进科研管理体系改革和重大科研基地平台建设。以贯穿人才培养全过程的一流创新创业教育助力创新驱动发展战略，实现创新创业教育的全覆盖，培养具有一流创新力、组织力和行动力的卓越人才。"同济博士论丛"的出版不仅是对同济大学人才培养成果的集中展示，更将进一步推动同济大学围绕国家战略开展学科建设、发展自我特色、明确大学定位、培养创新人才。

面对新形势、新任务、新挑战，我们必须增强忧患意识，扎根中国大地，朝着建设世界一流大学的目标，深化改革，勠力前行！

万　钢

2017 年 5 月

论丛前言

承古续今，汇聚东西，百年同济秉持"与祖国同行、以科教济世"的理念，注重人才培养、科学研究、社会服务、文化传承创新和国际合作交流，自强不息，追求卓越。特别是近20年来，同济大学坚持把论文写在祖国的大地上，各学科都培养了一大批博士优秀人才，发表了数以千计的学术研究论文。这些论文不但反映了同济大学培养人才能力和学术研究的水平，而且也促进了学科的发展和国家的建设。多年来，我一直希望能有机会将我们同济大学的优秀博士论文集中整理，分类出版，让更多的读者获得分享。值此同济大学110周年校庆之际，在学校的支持下，"同济博士论丛"得以顺利出版。

"同济博士论丛"的出版组织工作启动于2016年9月，计划在同济大学110周年校庆之际出版110部同济大学的优秀博士论文。我们在数千篇博士论文中，聚焦于2005—2016年十多年间的优秀博士学位论文430余篇，经各院系征询，导师和博士积极响应并同意，遴选出近170篇，涵盖了同济的大部分学科：土木工程、城乡规划学（含建筑、风景园林）、海洋科学、交通运输工程、车辆工程、环境科学与工程、数学、材料工程、测绘科学与工程、机械工程、计算机科学与技术、医学、工程管理、哲学等。作为"同济博士论丛"出版工程的开端，在校庆之际首批集中出版110余部，其余也将陆续出版。

博士学位论文是反映博士研究生培养质量的重要方面。同济大学一直将立德树人作为根本任务，把培养高素质人才摆在首位，认真探索全面提高博士研究生质量的有效途径和机制。因此，"同济博士论丛"的出版集中展示同济大学博士研究生培养与科研成果,体现对同济大学学术文化的传承。

"同济博士论丛"作为重要的科研文献资源,系统、全面、具体地反映了同济大学各学科专业前沿领域的科研成果和发展状况。它的出版是扩大传播同济科研成果和学术影响力的重要途径。博士论文的研究对象中不少是"国家自然科学基金"等科研基金资助的项目,具有明确的创新性和学术性,具有极高的学术价值,对我国的经济、文化、社会发展具有一定的理论和实践指导意义。

"同济博士论丛"的出版,将会调动同济广大科研人员的积极性,促进多学科学术交流、加速人才的发掘和人才的成长,有助于提高同济在国内外的竞争力,为实现同济大学扎根中国大地,建设世界一流大学的目标愿景做好基础性工作。

虽然同济已经发展成为一所特色鲜明、具有国际影响力的综合性、研究型大学,但与世界一流大学之间仍然存在着一定差距。"同济博士论丛"所反映的学术水平需要不断提高,同时在很短的时间内编辑出版110余部著作,必然存在一些不足之处,恳请广大学者,特别是有关专家提出批评,为提高同济人才培养质量和同济的学科建设提供宝贵意见。

最后感谢研究生院、出版社以及各院系的协作与支持。希望"同济博士论丛"能持续出版,并借助新媒体以电子书、知识库等多种方式呈现,以期成为展现同济学术成果、服务社会的一个可持续的出版品牌。为继续扎根中国大地,培育卓越英才,建设世界一流大学服务。

伍 江

2017 年 5 月

前　言

　　黑腹果蝇(Drosophila melenogaster)是生物学研究的重要模式动物,许多信号通路新成员都是首先在果蝇中被发现和鉴定,然后在哺乳动物中被证实。JNK(c-Jun 氨基末端激酶)信号通路在调控细胞增殖、分化、迁移、凋亡及应激反应中扮演着重要角色,该通路的失调与癌症、神经退行性疾病和免疫缺陷等重大疾病的发生与发展密切相关。JNK信号通路从果蝇到人类高度保守,但通路中仍有许多未知成员及调控机制尚不清楚,而这则很大程度上限制了我们对上述疾病的诊断和治疗。

　　利用果蝇眼部激活 JNK 信号通路产生的小眼表型,对果蝇全基因组进行了遗传筛选,成功鉴定出若干个调控 JNK 信号通路的新基因(ben,dUev1a,nopo,dmyc,wnd)。在此基础上,结合遗传学、发育生物学、细胞生物学、生物化学等多种研究方法与技术手段对这些基因在JNK 信号通路中的调控作用及分子机制进行鉴定和研究,揭示泛素结合酶复合物 Ben 及 dUev1a 对 dTRAF2-JNK 介导的细胞死亡及细胞迁移的调控作用;提出果蝇体内肿瘤坏死因子(TNF)诱导细胞死亡的新模型,并找到关键调控基因 nopo;报道 Rho1-Wnd 调控 JNK 依赖的细胞迁移的新功能;首次阐明癌基因 Myc 抑制 JNK 介导的肿瘤侵袭与细胞迁移的分子机制。

此外,本文还揭示了 Hippo 信号通路调控 JNK 介导的细胞生长的分子机制。本研究不但进一步完善了果蝇体内 JNK 信号通路调控网络,揭示了这些基因在调控细胞死亡、细胞迁移、细胞增殖及肿瘤发生中扮演的重要作用,更是为癌症等疾病的预防及治疗提供了新的参考和潜在药物靶点。

目 录

第 1 章

研究背景

1.1　JNK 信号通路

1.1.1　JNK 信号通路概述

动物在生长发育过程中,当体内细胞所处的环境条件发生改变,包括营养成分、生长因子、细胞因子浓度的变化,或渗透压、温度、pH 值改变及受到辐射等众多外界的刺激和影响时,细胞会作出凋亡、增殖、分化、迁移等各种应答反应来适应外界环境的改变,维持体内稳态(homeostasis),从而保证其正常功能的行使。细胞的这些应答反应是由体内众多信号转导通路严格调控的,其中包括 c‐Jun 氨基端激酶(c‐Jun N‐terminal kinase, JNK)通路,作为胞外与胞内信号的传递者,JNK 通路调节着包括细胞增殖、分化、凋亡和迁移等生理生化活动[1]。

JNK 发现于 1990 年,属于丝裂原活化蛋白激酶(mitogen-activated protein kinase, MAPK)家族,在由所处环境的改变和应激而引起的细胞凋亡过程中扮演着重要的角色[2]。JNK 是相对分子质量为 54 000 的丝氨酸/苏氨酸蛋白激酶,也被称为应激活化蛋白激酶(stress activated protein kinase, SAPK),它可以结合转录因子 c‐Jun 的氨基端活化结构域,并磷酸化其63位和73位丝氨酸从而使其活化,因此得名c-Jun氨基端激酶。目前,在哺乳动物细胞中发现编码JNK的基因有jnk1、jnk2和jnk3,其中jnk1和jnk2广泛表达于各个组织中,而jnk3则仅限表达于脑、心脏、睾丸等组织,这3类基因通过选择性剪切方式产生约10种同源异型蛋白(isoform)[3]。JNK通路由一系列可依次磷酸化下游底物的MAPK亚家族成员组成,在受到各种细胞因子、生长因子作用下,或者在紫外线、高渗、氧化应激等外界条件刺激后,经由依次的磷酸化激酶级联反应(MAPKKKs→MAPKKs→MAPKs)活化JNK,进而磷酸化特定的转录因子并激活其转录活性。目前对于JNK信号通路的研究已取得重要进展,揭示了其在细胞凋亡、迁移及在多种人类疾病的发生与发展中所起到的至关重要的作用[1,4-6]。

1.1.2　JNK通路与细胞凋亡

程序性细胞死亡(programmed cell death)或凋亡(apoptosis)是生物体应对环境变化的一种重要调节方式,在动物生长发育过程中起着不可替代的重要作用,它能够选择性地去除体内不需要的细胞进而维持组织内稳态。细胞凋亡机制的干扰将会引发体内系统一系列的紊乱,产生许多疾病,包括神经退行性疾病、免疫缺陷病、肿瘤等[6]。生物体内引起细胞凋亡的信号途径大体上可分为两种:① 由死亡受体介导的外源性细胞凋亡途径,这些死亡受体有肿瘤坏死因子(TNF)-α、TRAIL和FAS-L等;② 由线粒体介导的内源性凋亡途径。

近年来研究发现,JNK通路在这两种凋亡途径中均扮演重要的角色[1,6]。在哺乳动物细胞中JNK被活化后一方面可以转到核中磷酸化并激活c-Jun及其他转录因子,通过c-Jun及p53依赖的机制上调促凋亡基因Bax及PUMA(p53-unregulated modulator of apoptosis)的

表达[1]；另一方面激活的 JNK 还能够转移到线粒体中,通过 Bid - Bax
依赖的机制促使细胞色素 c 从线粒体内膜中释放出来,进而与胱冬裂酶
(caspase)- 9 及 Apaf - 1 组成促凋亡复合物(apoptosome),激活 caspase
9 依赖的凋亡级联反应[7],同时 JNK 还能磷酸化 Bcl - 2 蛋白,使其抗
凋亡活性受到抑制(图 1 - 1)。

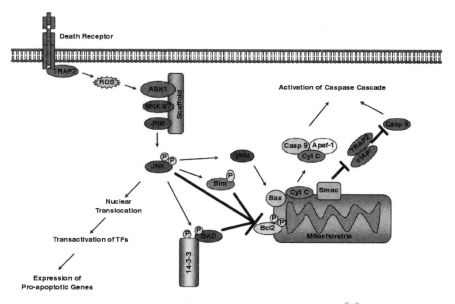

图 1 - 1　由 JNK 介导的两种细胞凋亡途径示意图[6]

　　研究表明 JNK 介导的细胞凋亡对生物发育过程有着重要的意义。
以黑腹果蝇(Drosophila melanogaster)为例,在果蝇形态发生及组织发
育过程中,活化的 JNK 可通过细胞竞争(cell competition)等机制选择性
地去除发生紊乱的细胞来确保体内形态生成素浓度稳态及器官大小的
正常[8]。此外,在细胞极性基因(scrib)缺失的果蝇成虫盘克隆中,肿瘤
坏死因子(TNF)Egr 能从细胞膜转位到胞内内涵体中,通过 JNK 依赖
的机制诱导细胞凋亡[9]。

1.1.3 JNK 通路与肿瘤发生及迁移

癌症是影响人类健康最为严重的疾病之一。美国癌症研究报告显示,1/4 的死亡是由癌症导致的,仅在 2011 年,美国就有 57 万人死于癌症,并且有高达 160 万人在该年患上癌症[10]。而统计数据表明,大约 90% 的恶性癌症患者死于肿瘤转移,并非是原发性的肿瘤生长[11]。因此,找到有效阻止甚至逆转癌细胞的迁移的方法对于治疗癌症有着重大意义。

尽管 JNK 主要是在受到包括凋亡、炎症等外界刺激时发挥功能,但越来越多的实验证据表明 JNK 在细胞转化(transformation)及肿瘤发生(tumorgenesis)过程中扮演着重要角色[12]。如对果蝇、小鼠和其他哺乳动物的研究发现 JNK 信号通路的失调可影响肿瘤的形成和发展[1,13-15],其机制可能与起促进细胞增殖的功能有关。Ross Cagan 实验室最近利用果蝇作为模型发现 JNK 信号通路还与磷脂酰肌醇 3 -激酶(PI3K)及 Wnt 信号通路在调控高糖诱导的肿瘤发生及肿瘤迁移有着相互作用,并结合小分子化合物筛选成功找到了抑制肿瘤发生的新化合物[16]。此外,JNK 信号通路对于细胞极性基因突变与癌基因 Ras 协同作用而诱发的肿瘤发生有重要调节作用,下调 JNK 活性则能显著性地抑制肿瘤生长及迁移[17]。在哺乳动物中的研究结果也得到了相同的结论,进一步证明了 JNK 对于 Ras 诱导的肿瘤发生有重要调节作用[18]。此外,在烟草烟雾诱导的肺癌肿瘤模型中,JNK1 同样起着关键作用,单独下调 JNK1 表达就足以降低肿瘤细胞的增殖及肿瘤大小。并且在高达 86% 的脑部肿瘤中 JNK 信号通路存在活化异常,其作用机制可能是表皮生长因子(EGF)通过 JNK 信号通路诱导增殖的发生[19]。而 JNK1 在调控癌症发生方面最有力的证据则来自研究人员利用患者及动物模型对恶性肝细胞癌(hepatocellular carcinoma)的研究,两个独立的实验室通过对肝癌患者组织样本与附近正常肝组织进行比对分析后均发现,50%的癌症样本中有很高的 JNK1 活化[20,21]。

既然大量证据表明 JNK 活化能够诱导细胞凋亡发生,而同时研究也表明 JNK 对于肿瘤发生有着促进作用,那我们究竟该如何理解 JNK 这两个看似矛盾的功能? 有一种可能是 JNK 在诱导促进细胞增殖因子的同时诱导细胞凋亡的发生,但更有可能是这些凋亡的细胞会释放出细胞因子,从而促进周围细胞的大量增殖,也就是补偿性增殖(compensatory proliferation),换句话说,补偿性增殖可能是连接细胞凋亡与癌症发生两者间的重要桥梁。与此相符的是,目前科学界对于这个问题达成的共识认为逃离细胞凋亡是癌症发生的标志性特征之一[22]。

JNK 活化对于补偿性增殖的影响及作用机制在果蝇研究领域取得了显著性的进展。研究人员利用果蝇成虫盘(imaginal disc)在诱导细胞凋亡发生的同时表达 p35,使这些本应凋亡的细胞存活下来变为不死细胞("undead" cell)。他们发现这种改变会使周围正常的细胞大量增殖,进一步的研究发现其机制是因为这些不死细胞能够通过 JNK 信号通路分泌 wg 及 dpp 这两种分裂素,从而促进了增殖的发生[23]。除此以外,JNK 还可以通过激活 JAK/STAT 信号通路,从而影响了果蝇体内组织受损等情况下诱导的补偿性增殖[24,25]。

因为 Dpp/Wg 和 JAK/STAT 信号通路同样还是果蝇肠道干细胞(intestinal stem cells, ISC)自我更新过程中重要的调控因子[12],这又使得科学家猜想:前面提到的补偿性生长是否是干细胞为了弥补细胞的损失而大量增殖产生的结果? 接下来的一系列研究证实了这个假说,发现 JNK 的活化不但能促进 Upd(JAK/STAT 信号通路的配体)分泌,更能增加肠道干细胞的数量[26];而 JNK 信号通路本身更是对调节外界刺激诱导的肠道损伤后修复有着不可替代的作用[27](图 1-2)。

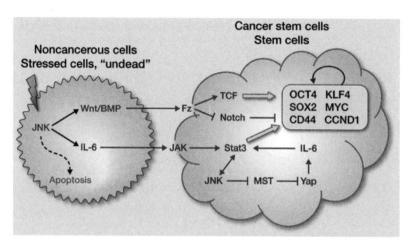

图 1-2　JNK 信号通路能增强周围细胞、干细胞及癌症干细胞的补偿性增殖[12]

1.1.4　JNK 通路与其他人类疾病

除了与凋亡、迁移及肿瘤发生密切相关外,JNK 信号通路还与糖尿病、心脏肥大反应、代谢综合征、免疫疾病,特别是神经退行性疾病(如 AD、PD)等多种疾病发生发展有密切的关系。因此,JNK 信号通路作为正常与疾病状态时细胞的一个重要调节靶点,受到了许多药物所及研发机构的关注,尤其是特异性针对 JNK 通路组成成分的小分子化合物的筛选及设计[28]。如 SP600125 就是一种可逆的 ATP 竞争化合物,它通过影响 JNK 的催化结构域抑制 JNK 活性,在以类风湿关节炎(rheumatoid arthritis)大鼠为模型进行的试验中,SP600125 可以明显地减少大鼠关节损伤及脚趾的肿胀情况[29]。由于 JNK 还与包括胰岛素(insulin)通路在内的许多信号通路有着紧密的通信(cross talk),不少研究者致力于针对代谢疾病的小分子抑制剂的研发设计。最近研究发现一种口服的 JNK 抑制剂,它可以在改善肥胖、血糖水平及胰岛素敏感状况的同时,不对肝脏中酶的活性造成影响,提示 JNK 通路可能成为研发 2 型糖尿病治疗药物的新靶点[30]。

1.2　果蝇——杰出的模式生物

1.2.1　果蝇作为模式生物的优势

黑腹果蝇(Drosophila melanogaster)是生物学研究中最重要的模式生物之一,早在 20 世纪初,Morgan 就选择黑腹果蝇作为研究对象,至今已有 100 多年的研究历史[31]。国内外众多实验室都用果蝇从事遗传发育生物学方面的工作,因为它具有其他模式动物无法比拟的优势,除了体积小、寿命短、饲养简便、成本低廉、世代周期短、繁殖力强、子代数量多、存在大量便于遗传操作的表型标记[31,32]等优点外,重要的是超过 70% 的人类疾病相关基因都可在果蝇体内找到相应的同源基因[32],并且许多重要的信号通路从果蝇到人类都是高度保守的,如原癌基因 Ras 诱导的信号通路就是通过研究果蝇眼部感光细胞的发育而首次被阐明的[33]。此外,许多重要疾病都已在果蝇中建立了模型,这就为进而研究人类疾病发生的机制奠定了基础。而在过去的 10 年里,果蝇也因为具有可进行大规模遗传筛选及较少基因冗余性等诸多优势,已经成为研究癌症发生发展的重要模式生物[34-36]。

1.2.2　基于果蝇眼成虫盘的肿瘤发生及迁移模型

细胞迁移的发生涉及细胞极性的改变和肌动蛋白及细胞骨架的重塑,上皮细胞需要经历上皮间质转换(epithelial-mesenchymal transition, EMT),从而脱离黏附及紧密连接并使细胞极性由正常的 apical-basal 改变为 front-back,最终诱导迁移的发生[37],这个过程对于果蝇上皮细胞肿瘤产生同样重要。在正常情况下,单基因的突变很少会导致很强的迁移和侵袭能力,因为在改变细胞极性的同时,这些细胞也会伴随着大量的细胞凋亡发生。但如果在此基础上出现另外一个突变能够将细胞凋亡抑制住，那么这些细胞就会展现出侵袭特征，这也是所谓的协同肿瘤发生作用（cooperative tumorgenesis）。而果蝇研究特有的"克隆"技术则将癌症研究推向了一个新的高峰，通过利用 Flipase/FRT 介导的有丝分裂重组并结合 Gal4/UAS 系统，科学家得以在复杂的遗传背景下研究不同基因之间的相互作用对于肿瘤发生与迁移的影响。比如在果蝇眼成虫盘中突变细胞极性调节基因（lgl, dlg, scrib 等）的同时特异性地持续表达高度活化的癌基因 Ras（Ras^{V12}）或者上调 Notch 信号则会诱导肿瘤发生，并且肿瘤细胞能够穿过基膜，向腹部神经节（ventral nerve cord，VNC）迁移[38,39]。后续研究进一步发现这种癌细胞迁移依赖 JNK 及 JAK-STAT 信号通路[17,25]，而这两条通路对于哺乳动物细胞迁移同样有着重要调节作用。这种 Ras 与 JNK 的协同作用还能通过抑制 Hippo 信号通路促进 JAK/STAT 及 Wnt 信号通路的活化，导致肿瘤发生并产生迁移[40]。同样的，Richardson 及其同事发现过表达小 GTPases Rho1 或者 Rac1 也可以与 Ras^{V12} 共同作用，在果蝇眼部诱导 JNK 信号通路依赖的肿瘤及迁移发生，同时他们还证明这种 JNK 与 Ras 促肿瘤的作用同样适用于人类乳腺癌细胞中，进一步证明了用果蝇研究癌症等疾病的可靠性[41]。其他研究人员也发现了类似的现象，如在果蝇眼中单独过表达 Notch 信号通路的配体 Delta 会导致眼部过度增殖，但不产生肿瘤，若同时再下调 lola 和 psq 这两个表观遗传学沉默因子的表达，果蝇眼部会产生明显的肿瘤，并且部分肿瘤细胞会迁移扩散到果蝇身体的其他部位，如背部和腹部等[42]，后续研究发现这种迁移与扩散也与 JNK 通路密切相关[43]。

由于遗传学的巨大优势，许多癌基因及抑癌基因都是首先在果蝇中被发现，然后在哺乳动物中得到证实的。许田等人就利用针对过度增殖表型的嵌合体的遗传成功筛选鉴定出了 lats（large tumor suppressor，又名 wts)这一抑癌基因[44],lats 突变的体细胞会过度增殖,形成与人类肿瘤类似的增生,近年来的研究发现 lats 属于 Hippo 信号通路的重要成员,对于调节细胞增殖和凋亡有重要作用[45]。之后在哺乳动物中的研究也证明 lats 同源基因(Lats1)的缺陷的小鼠会产生软组织肉瘤[46],表明两者在诱导肿瘤发生机制的类似性。进一步的研究发现,在果蝇 lats 突变体中过表达人类同源基因能够抑制其肿瘤生长表型[47],这不但证明了 lats 这一基因在进化过程中功能高度保守,同时充分体现出果蝇用于研究癌症发生发展的重要价值。

1.2.3　基于果蝇翅膀成虫盘的迁移模型

近年来研究人员发现翅成虫盘(wing disc)也可以作为研究体内细胞迁移的有力模型。翅成虫盘结构简单,仅由一层上皮细胞构成,并且细胞排列紧密,极性分布有序。利用此模型,研究人员发现仅仅是 JNK 一条信号通路的上调就足以引起侵袭迁移的表型,进一步证实了 JNK 是癌症发生的重要调控因子[35]。Cagan 及其同事发现如果全身性的下调抑癌基因 csk 的表达会通过激活 Src 产生过多增殖的表型。而当用 patched-Gal4 特异性地沿着翅成虫盘的前后轴下调 csk 表达则会导致细胞发生迁移与侵袭的表型[48]。这种迁移只会发生在 csk 下调的细胞与周围正常的细胞形成的边界处,这也表明这种微环境(microenvironment)的改变对于 Src 表达的结果会产生影响。而他们发现这些细胞会通过 Rho1-JNK 信号通路激活 MMP1 的表达,降解基膜,进而诱导细胞迁移发生(图 1-3)。而值得一提的是,这些实验结果在哺乳动物试验中也得到了验证[49],肯定了用果蝇研究癌症发生的可靠性及有效性。

后续研究进一步发现,下调 sin3a 这一与染色质重塑相关的因子也产生了类似的结果,而 JNK 通路在其中同样对于迁移发生起着必不可

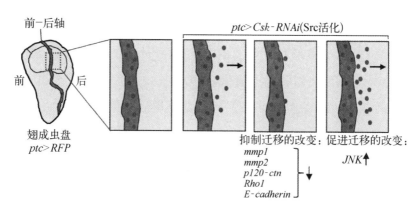

图1-3 果蝇翅膀成虫盘细胞迁移模型示意图(改自[35])

少的作用;他们同时证明哺乳动物中的 SIN3 蛋白在功能上非常保守,也能够通过 JNK 通路抑制迁移[50]。这种迁移模型的出现进一步加速了果蝇体内癌症相关迁移基因的发现,遗传学家们可以非常容易地利用 RNAi 果蝇品系或者过表达果蝇品系研究目的基因与细胞迁移及癌症发生之间的关系。值得注意的是,这种迁移模型虽然看似简单有效,但它同时存在一定弊端。比如上述提到的各种遗传改变虽然产生了迁移表型,但同时也会伴随细胞凋亡的发生,因此这些所谓的"迁移"很有可能只是细胞凋亡后机体作出的排挤反应,他们会被"排出来"因此而产生迁移的假象。而最近研究人员更是利用这种模型发现,在过表达促凋亡基因的同时部分抑制凋亡发生同样能够促进细胞迁移的发生,证明了较弱的凋亡是有利于迁移发生的[51]。更值得一提的是,胱冬裂酶的活化对于人类肿瘤迁移的发生也有着重要调控作用[52],因此需要进行更多的实验证据与体内模型阐明凋亡与迁移之间的复杂关系。

1.2.4 果蝇肿瘤移植模型

学者经常用到的另外一种果蝇迁移模型就是移植实验,通过将遗传突变造成的肿瘤组织移植到新宿主果蝇(通常为雌性)的腹部,通过统计次生肿瘤出现在其他组织或器官的数量及程度来研究这些遗传突变对肿瘤细胞迁移的影响和机制[53]（图 1 - 4）。如将 lgl 及 brat 等基因缺失产生的肿瘤移植到新宿主,次生肿瘤(secondary tumor)会出现在宿主的胸、头、腿、翅膀、肌肉、大脑及卵巢等器官[54]。在此过程中,MMP1 的产生对于迁移也是必需的,说明 JNK 很有可能也参与了这种移植导致的迁移发生,尽管现在并没有直接实验证据证明这一点。

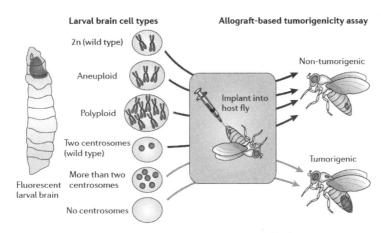

图 1 - 4　果蝇肿瘤移植实验示意图[36]

1.2.5　果蝇作为药物筛选模型

尽管全球制药工业每年都会投入大量的人力及物力于药物筛选和研发,但在新药发现方面取得的成绩却非常的低。而近年来随着科学家对果蝇遗传学理解的一步步深入,及果蝇能够作为研究癌症发生模型这一观点的肯定,越来越多的证据表明果蝇也可以是药物筛选的好模型[36,55]。一方面癌症发生过程中的所有特征均可以在果蝇中得以体现[56]（图 1 - 5）,并且多数癌症相关基因从果蝇到人类都是高度保守;另一方面,与昂贵的小鼠疾病模型相比,果蝇疾病模型为遗传学家提供了更便宜及高效的平台。

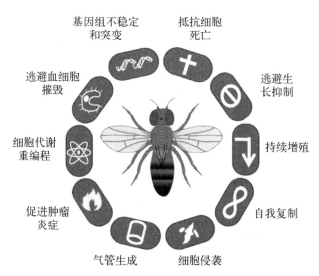

基因组不稳定
和突变　　　　抵抗细胞
　　　　　　　死亡

逃避血细胞
摧毁　　　　　　　　　　逃避生
　　　　　　　　　　　长抑制

细胞代谢
重编程　　　　　　　　　持续增殖

促进肿瘤
炎症　　　　　　　　　　自我复制

气管生成　　细胞侵袭

图 1-5　癌症特征在果蝇上的体现(改自文献[56])

　　其中一种筛选模型就是利用果蝇幼虫,它的优势除了其作用对象是一个完整的个体外,还包括它能很好地反映化合物是否有毒性及这个化合物是否会因为稳定性或体内屏障等原因不能到达靶向目的地[36]。Ross Cagan 最近与他的同事就利用过表达 dRet 产生的一系列表型建立了基于个体水平的药物筛选模型,可谓是开辟了用果蝇研究癌症治疗的新天地[57]。最近更是有实验室发明了基于果蝇幼虫的多孔半自动筛药设备[58],以期能够用高通量的方法筛出新的抗肿瘤药物。利用这个设备,研究人员发现阿西维辛(acivicin)这一谷氨酰胺类似物是抑制 Ras 诱导肿瘤的有效药物。尽管目前用果蝇幼虫进行药物及化合物筛选的工作才处于起步阶段,但无疑它将会为医药行业带来一场新的变革。

1.2.6　果蝇背部闭合过程

　　此外,我们还可以用果蝇研究发育过程中的细胞运动,包括背部/胸部闭合(dorsal/thorax closure)及卵子发生过程中的边缘细胞(border cell)迁移等。果蝇的背部闭合行为出现在胚胎发生的中后期,涉及上皮细胞运动和融合。背部过程主要可以分为 3 个时期：① 启动：外缘细胞沿背腹轴延伸，细胞近背部区域肌动和肌球蛋白的积累；② 扩展：在外缘细胞的作用下，侧面外胚层细胞原来的多边形消失，并沿背腹轴延伸；③ 缝合：两侧的外缘细胞达到背中线并融合[59]。研究发现 JNK 及 DPP 信号会在表皮的外缘细胞中表达，并引导外缘细胞向背腹轴延伸。

1.3　研究目的、内容及意义

JNK 信号通路是机体正常与疾病状态时的一个重要调节靶点，并与生物体发育过程中细胞凋亡，肿瘤增殖、迁移等一系列重要生理生化活动密切相关。因此，筛选并鉴定出更多调节 JNK 信号通路新成员显得尤为关键，这不但有助于阐明 JNK 介导的各种疾病的发生机制，更可以为治疗包括癌症在内的许多重大疾病提供潜在的药物靶点。

而与其他模式生物相比，用果蝇来研究 JNK 通路有诸多优势，因为相对于哺乳动物基因组中存在 3 个 JNK 编码基因而言，果蝇中只有一个，即 basket(bsk)基因；同时许多研究证明 JNK 信号通路的组成在进化上有着高度的保守性(图 1-6)，这样我们不但可以方便地利用果蝇来对 JNK 通路展开研究，而且还可以避免因基因冗余造成的问题复杂化现象，极大地缩短研究时间；再者，与大多数用培养细胞进行的体外(in vitro)实验相比，体内研究(in vivo)更能真实地反映生物体的生理状况。

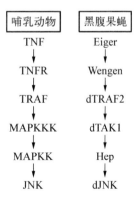

图 1-6　果蝇体内的 JNK 信号通路与哺乳动物有高度的保守性

因 JNK 通路与发育过程中的细胞凋亡有着密切的关系,当在果蝇眼部特异性地过表达 Eiger(Egr,果蝇中肿瘤坏死因子)时可以激活 JNK 通路,从而诱导眼部细胞死亡产生小眼表型[60,61]。利用这个表型我们可以简便地并且非伤害性地观察果蝇体内 JNK 的表达及改变情况。

本文将首先以这个小眼表型为出发点,通过进行大规模的遗传筛选,寻找可以增强(enhance)或抑制(suppress)此表型的染色体缺失片段(deficiency),并将对有增强或抑制效果的缺失片段进一步分析,通过基因突变、P 因子(P element)插入、RNAi 沉默和 cDNA 挽救(rescue)等一系列技术对其进行分子鉴定,以阐明这些基因调控 Egr 诱导的细胞死亡的分子机制。

而 JNK 信号通路也与肿瘤发生及迁移密切相关,因此我们还进一步利用实验室建立的不同种类的果蝇肿瘤及细胞迁移模型对筛选得到的候选基因进行相关验证,结合遗传学、发育生物学、细胞生物学及生物化学与分子生物学等实验技术和方法,试图阐明其分子功能,诠释其对肿瘤发生及迁移的具体调控机制,以期为治疗人类癌症发生发展提供参考及可能的药物靶点。

第2章
材料与方法

2.1 果蝇遗传学

2.1.1 果蝇的饲养与杂交

2.1.1.1 饲养温度

根据不同实验的要求,果蝇分别被养在18℃、25℃、29℃环境中。

其中表达有 tub－Gal80^{ts} 的果蝇先饲养在18℃培养箱中,4～5 d后转移至29℃培养箱(原理详见 2.1.3)进行饲养。为了增强 Gal4 表达活性[62],我们会将某些特定杂交在29℃环境中进行(详见 2.1.3)。其他果蝇均饲养于25℃环境中。

2.1.1.2 果蝇培养基

本实验室用玉米粉—红糖—酵母培养基,配方如下:

水	1 000 mL
红糖	135 g
琼脂	7 g
玉米粉	85 g

酵母	8 g
丙酸	4 mL

制作过程如下：

（1）将称量好的琼脂与红糖混合后加入锅中，倒入适量水。

（2）加热至沸腾，持续搅拌待琼脂全部融化。

（3）将事先用水搅拌溶解好的玉米糊缓慢倒入锅中（充分搅拌，防止黏锅）。

（4）将混合物煮沸。

（5）待混合物冷却稍许（70℃），加入事先用温水溶解的酵母糊。

（6）加入称量好的丙酸溶液，搅拌均匀。

（7）将食物分装至 100 mL 玻璃小瓶中。

（8）塞上棉花后在阴凉干燥处晾干。

2.1.1.3 果蝇分挑与杂交

本文中所有需要麻醉的果蝇均使用二氧化碳气体（CO_2）麻醉的方法，在操作板上进行分挑。

用于杂交的处女蝇在羽化后 8 h 内完成分挑。

杂交由 4～5 只特定基因型的处女蝇与 4～5 只相应的雄蝇完成。

2.1.2 果蝇品系及来源

Gal4 品系：

GMR - Gal4，sev - Gal4，ey - Gal4，pnr - Gal4，ptc - Gal4，sd - Gal4 来自 Bloomington stock center。

UAS 过表达及 P 因子过表达品系：

UAS - Egr，UAS - DRONC[DN][60]；UAS - Ben[63]；UAS - dUev1a（实验室自制）；UAS - dTAK1[64]；UAS - Hep[CA]，UAS - Hep[WT]，

UAS - Puc，UAS - Bsk[DN]，UAS - dTAK1[DN]，UAS - Flag - dTRAF2[65]；UAS - DIAP1，UAS - p35，UAS - LacZ，UAS - RFP，UAS - Bsk，UAS - Yki[S168A]，UAS - dMax，UAS - Rho1，UAS - Rac1，wnd[XPd02376]，ben[EP1651]，UAS - Src42A[CA]（Bloomington stock center）；UAS - NOPO[66]；UAS - Src42A[67]；UAS - Ras[V12][25]；UAS - dMyc42[68]；UAS - cMyc1[69]；UAS - Timp[70]；UAS - Yap[S127A][71]；UAS - Sd[72]；UAS - Sd[GA][73]；UAS - Wnd，UAS - Wnd[KD][74]。

UAS - RNAi 品系：

GFP RNAi（Bloomington stock center）；bsk RNAi，Rho1 RNAi，dTRAF2 RNAi，dTAK1 RNAi，hep RNAi[65]；lgl RNAi，scrib RNAi，src42A RNAi，nopo RNAi，ben RNAi，dUev1a RNAi，wnd RNAi，puc RNAi，myc RNAi，hpo RNAi，wts RNAi，sd RNAi（Vienna stock center）；wgn RNAi[75]，mad RNAi[76]，mkk4 RNAi[77]。

突变体及染色体片段缺失品系：

Df（3L）Exel6104，Df（3L）Exel6105，Df（2R）ED3485，Df（2R）Exel7153，Df（1）HA92，Df（2R）BSC337，dUev1a[DG14805]，Df（3L）H99，hid - lacZ（Bloomington stock center）；ben1[78]；dTAK11[79]；hep1[80]；mkk4[G673][81]；bsk1[82]；puc - LacZ[83]；dTRAF2[EX1][65]；reaper - lacZ[84]；ex - LacZ，diap1 - LacZ[72]；Df（1）ben[CO1]，Df（1）ben[CO2][85]；nopo[5-SZ-3004]（Szeged Drosophila Stock Center）。

其他品系：

ben[T25][85]，tub - Gal80[ts]（Bloomington stock center），y，w，ey - Flp；tub - Gal80，FRT40A；Act＞y[+]＞Gal4，UAS - GFP 及 lgl4 FRT40A UAS - Ras[V12][39]。

2.1.3 Gal4/UAS 系统

Gal4/UAS 系统是果蝇研究中最常用的异位基因表达系统。Gal4
是来自酵母的转录激活蛋白（transcription activator protein），将 Gal4
连接在特定的启动子（promoter）或增强子（enhancer）之后，做成能在特
定组织或细胞表达 Gal4 的转基因果蝇。UAS 是指具有增强子功能的
上游激活序列（upstream activating sequence，UAS），Gal4 能够特异性
地结合在 UAS 上，激活下游基因的转录与表达。如将目的基因 X 连在
UAS 之后，做成 UAS‑X 转基因果蝇，将特定的 Gal4 品系与 UAS‑X
杂交后，就可实现外源目的基因 X 异位表达的目的[86,87]（图 2‑1）。

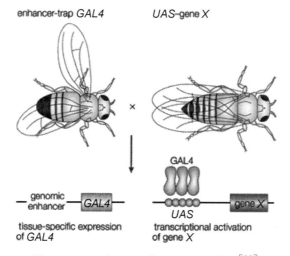

enhancer-trap GAL4   UAS-gene X

GAL4

genomic enhancer　GAL4

tissue-specific expression of GAL4

UAS　gene X

transcriptional activation of gene X

图 2‑1　Gal4/UAS 系统作用原理示意图[88]

尽管 Gal4/UAS 系统应用广泛，但其却不能在特定时间实现异位表
达。而 Gal80^{ts} 的发现弥补了这个空白：Gal80^{ts} 为温度敏感型的 Gal80，
低温时（18℃）它能够结合在 Gal4 上并抑制其对下游基因的激活；高温
时（29℃）Gal80 失活，Gal4 便能够结合在 UAS 上并激活下游基因。因
此利用 Gal80^{ts} 通过改变温度就能实现对下游目的基因的可控时空

表达[89]。

2.1.4　FLP/FRT 技术

癌症的发生往往始于单个体细胞突变而引发的过度增殖,并最终形成恶性肿瘤。为了模拟体内真实情况,研究少数细胞遗传学改变后对周围正常机体及组织造成的影响,科学家发明了一系列研究方法与手段,其中包括 FLP/FRT 技术。FLP 是酵母中的重组酶,它能够识别两个700 bp 的同源靶位点 FRT(FLP recombination targets,FRTs)。FLP能够使位于一对同源染色体的相同位点的两个 FRT 片段发生有丝分裂重组,产生两个重组远端纯合的子细胞(图 2 - 2 A)[90]。这样就能在周围存在野生型细胞的情况下研究少量细胞基因改变产生的影响,这个技术也成为研究细胞竞争(cell competition)的重要工具[91]。

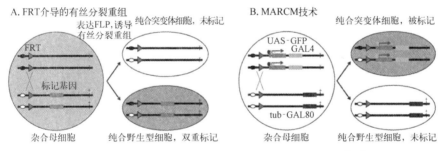

A. FRT介导的有丝分裂重组　　　　　　　　B. MARCM技术

图 2 - 2　FLP/FRT 及 MARCM 系统作用原理示意图[92]

但这种传统的重组技术缺点在于不能被标记纯合的突变体克隆,这极大地阻碍了人们对于目的基因的功能研究。于是骆利群等人将Gal4/UAS 系统与 FLP/FRT 技术结合创造出了 MARCM 系统(mosaic analysis with a repressible cell marker)[93]。如图 2 - 2 B 所示,杂合子细胞中由于含有 Gal80,Gal4 活性受抑制,不能激活下游目的基因表达;经热激重组酶 Flp 诱导后,FLP/FRT 介导的有丝分裂重组会使一个子细胞丢失 Gal80,解除对 Gal4 的抑制,从而使这个子细胞及其后代克隆细胞中目的基因可被激活表达。如果 Gal80 基因所在染色体的同源染色体中同时含有突变基因与相同的 FRT 序列,那么 FLP 诱导后就会出现被标记的纯和突变体细胞,这使得研究人员能够在镶嵌型纯合突变细胞中实现表达外源目的基因的目的。利用该技术,许田等人发现下调细胞极性基因的同时过表达癌基因 Ras 能够在果蝇眼成虫盘中诱导肿瘤发生[39]。

2.1.5 RNAi 技术

RNAi(RNA interference)又名转录后的基因沉默(post transcriptional gene silencing, PTGS),指的是利用双链 RNA(dsRNA)诱导基因沉默的方法。真核生物体内有 3 种小 RNA 能够靶向到基因的转录本,其中包括 siRNA(small interfering RNA)[94]。在体外合成或人工插入的外源基因转录形成的双链 RNA 会在 RNAse III 核酸酶 dicer 的作用下被切割成 20~25 核苷酸大小的小分子干扰 RNA 片段,并与核酸内切酶 AGO 等蛋白形成的 RNA 诱导沉默复合物(RNA-induced silencing complex, RISC)结合,形成单链,靶向到目标 mRNA,使其特异性地降解,从而达到转录后调节目标基因表达的目的(图 2-3)。

RNAi 机制在物种中有很高的保守性,如线虫、果蝇和拟南芥等。利用该技术科学家已成功建立了多个全基因组范围的果蝇 RNAi 库[95],极大地推动了果蝇基因的体内功能研究。将 RNAi 技术与 Gal4/UAS 系统及 MARCM 系统结合,我们不但能够在特定时间、特定组织高效且简便地沉默目标基因,从而研究其在发育过程中或不同疾病模型中所起到的生理学功能;还能用不同模型进行全基因组范围的大规模的 RNAi 遗传筛选,以便找到已知信号通路的新成分或影响某些特定疾病的新基因,最终为治疗人类相关疾病提供线索和可能的药物靶点。

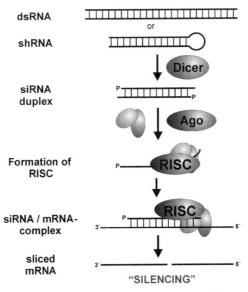

图 2-3　siRNA 沉默基因表达示意图①

本文所用的 RNAi 品系来自 Vienna Drosophila RNAi center 及 Bloomington stock center。

2.1.6　免疫组化及染色

2.1.6.1　果蝇幼虫成虫盘的解剖

成虫盘(imaginal disc)是果蝇幼虫发育过程中形成的未分化的细胞团,不同的成虫盘会在变态期后分别发育分化为腿、翅膀、触角及眼等成体器官(图 2-4)。我们实验所用的成虫盘均解剖自晚期三龄幼虫(在 25℃条件下培养至产卵后 108~120 h)。

果蝇眼成虫盘解剖步骤如下:

(1) 在解剖盘(由硅胶与黑墨水混合制成)中倒入适量 PBS(购自生工),置于显微镜下;

---

① 取自网络 http://www.gene-quantification.de/si-rna.html.

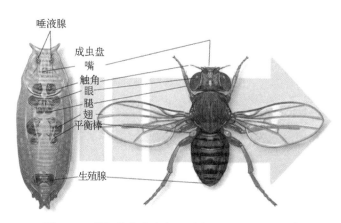

图 2-4　果蝇幼虫成虫盘及对应成体器官示意图①

（2）用镊子小心挑取指定基因型的三龄幼虫置于解剖盘中；

（3）用两把镊子分别夹住幼虫的中部及前端嘴钩（mouth hooks），沿着箭头方向用力拉扯嘴钩，丢弃幼虫后半部及多余的脂肪、肠等组织（图 2-5）；

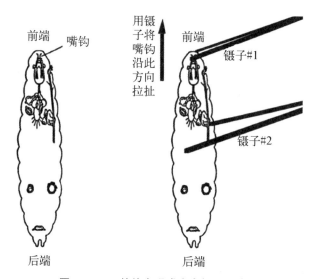

图 2-5　三龄幼虫眼成虫盘解剖示意图

---

①　改自网络图片 http://www. the-scientist. com/? articles. view/articleNo/34435/title/ Instant-Messaging.

（4）将解剖出的组织置于冰上并加入 PBS 的离心管中；

（5）根据实验需要用不同方法进行后续试验（见下一节）。

解剖翅成虫盘步骤类似，用两把镊子将幼虫由中间截断，将有嘴钩的前半段由内向外翻出，将体内组织器官暴露在外，小心去除多余脂肪及肠等组织后，放入装有 PBS 的离心管中。

2.1.6.2　AO 染色

吖啶橙（acridine orange，AO）是一种荧光染料，它能够嵌入单链的 DNA 或者 RNA 上并发出荧光。凋亡或死亡的细胞中 DNA 会发生断裂，使 AO 能够嵌入核中的 DNA 上，因此 AO 染色可以用来检测细胞死亡[96]。

果蝇成虫盘 AO 染色步骤如下：

（1）将解剖好的组织加入到含有 1×10^{-6} mol AO 的 $1 \times$ PBS 中。

（2）室温避光染色 5 min；

（3）用 PBS 漂洗 3 次；

（4）用光学显微镜在载玻片上迅速解剖分理出所需组织；

（5）制片并用荧光显微镜拍照。

2.1.6.3　抗体染色

果蝇成虫盘抗体染色步骤如下：

（1）将解剖好的组织用新鲜配制的 4% 甲醛室温固定 20 min；

（2）用加入 0.3% Tween 的 PBS 清洗 3 次，每次 5 min；

（3）加入 5% 马血清，封闭 1 h；

（4）在 0.6 mL 的管中加入一抗染色，4℃ 摇床过夜；

（5）用加入 0.3% Triton 的 PBS 清洗 3 次，每次 15 min；

（6）加入二抗室温避光染色 2 h；

（7）加入 0.3% Tween 的 PBS 避光清洗 3 次,每次 15 min;

（8）用光学显微镜在载玻片上迅速解剖分理出所需组织,滴上含有 DAPI(4′,6 - diamidino - 2 - phenylindole)的封片液,制成装片,用荧光显微镜进行拍摄。

本文中所用一抗: rabbit anti-phospho – JNK （1∶200, Calbiochem）, mouse anti – MMP1 （1∶200, Developmental Studies Hybridoma Bank, DSHB）, mouse anti – β – Gal （1∶1 000, DSHB）, mouse anti – Wg （1∶300, DSHB）, rabbit anti – PH3 （1∶100, Cell Signaling Technology, CST）, rabbit anti-active Caspase 3 （1∶400, CST）, Rat anti – CycE（受赠于 HE Richardson, 1∶200）, rat anti – E - cad （1∶20, DSHB）.

本文中所用二抗: anti-rabbit-Alexa （1∶1 000, CST）, anti-mouse - Cy3 （1∶1 000, Jackson Immuno Research）, anti – Rat – Cy3 （1∶ 1 000, Jackson Immuno Research）.

2.1.6.4 F-肌动蛋白(actin)染色

果蝇翅成虫盘 F-肌动蛋白染色步骤如下:

（1）将解剖好的组织用新鲜配制的 4% 甲醛室温固定 20 min;

（2）用 PBS 清洗 3 次,每次 5 min;

（3）加入 1∶20 稀释的 Alexa Fluor 555 标记的鬼笔环肽(phalloidin);

（4）避光室温染色 15 min;

（5）用 PBS 清洗一次;

（6）用光学显微镜在载玻片上迅速解剖分理出所需组织,滴上含有 DAPI(4′,6 - diamidino - 2 - phenylindole)的封片液,制成装片,用荧光显微镜进行拍摄。

X‑Gal 是 β‑半乳糖苷酶的底物,在其催化下水解后生成蓝色产物,研究人员将含有编码 LacZ 基因的片段插入到果蝇特定基因内,这样 LacZ 的表达就代表了该基因转录,进而可通过 X‑Gal 染色反映出该基因在体内的转录激活情况。

果蝇成虫盘 X‑Gal 染色步骤如下:

(1) 配制溶液 A($1\times$PBST$+$150 mmol NaCl$+$1 mmol MgCl$_2$);

(2) 将解剖好的组织用含有 1% 戊二醛的溶液 A 室温固定 15 min;

(3) 用含有 3.3 mmol K$_3$Fe(CN)$_6$ 及 3.3 mmol K$_3$Fe(CN)$_6$ · 3H$_2$O 的溶液 A 清洗一次;

(4) 在含有 3.3 mmol K$_3$Fe(CN)$_6$ 及 3.3 mmol K$_3$Fe(CN)$_6$ · 3H$_2$O 的溶液 A 加入 0.2% 的 X‑Gal;

(5) 37℃ 染色 4 h 或过夜;

(6) 用溶液 A 清洗一次;

(7) 在载玻片上解剖分理出所需组织,滴上 100% 甘油制成装片储存或拍摄。

2.1.6.6　原位杂交

原位杂交(in situ hybridization)是研究发育生物学的一个重要手段,通过对不同组织或器官基因表达水平的检测,揭示基因在体内作用的分子机制。原位杂交的基本流程是:探针合成,组织或成虫盘收集、固定,预杂交,杂交,抗体(碱性磷酸酶标记的抗地高辛)孵育,显色。

(1) 制备探针。将 pCS2‑Rho1 线性化后,用地高辛(digoxigenin)标记的 NTP(Roche)和 T7 转录酶(promega)在体外转录合成反义 RNA 探针;

(2) 用新鲜配制的 4% 甲醛固定成虫盘,之后换到甲醇溶液中,-20℃ 环境中保存;

（3）室温下重新水化胚胎。分别用 50％甲醇 PBS 溶液，30％甲醇 PBS 溶液，PBST 溶液进行置换，每次 5 min，4％甲醛固定胚胎 20 min 后，用 PBST 清洗 2 次；

（4）蛋白酶 K 处理胚胎。将蛋白酶 K 贮液按照 1∶1 000 的比例稀释在 PBST 中，处理胚胎 6 min，PBST 清洗 1 次，再用 4％甲醛固定成虫盘 20 min 后，用 PBST 清洗 2 次；

（5）预杂交：每管中置换成 500 μL HYB－溶液，60℃水浴 5 min；再用 500 μL HYB＋溶液置换，60℃预杂交 4 h 以上；

（6）杂交：用 HYB＋溶液将地高辛探针稀释到 1 ng/μL，72℃加热 5 min，将此探针溶液置换预杂交的 HYB＋溶液，60℃水浴过夜；

（7）60℃水浴洗去多余探针；

（8）杂交封闭阻断液室温处理 1 h，抗地高辛抗体反应液摇床 4℃环境中过夜；

（9）用 MABT 洗去多余的抗体 3 次，每次 25 min；

（10）加入 BM Purple AP 底物染色。用染色缓冲液清洗 2 次，将成虫盘转入 24 孔板，加入 300 μL BM Purple AP 底物染色液，室温避光染色，在染色达到合适的效果后，用 PBST 清洗 2 次，再用 4％甲醛固定染色后的成虫盘终止染色反应，4℃环境中保存或拍摄。

本文中原位杂交工作由同济大学曹莹实验室博士研究生许纹衍完成。

2.2 分子生物学、生物化学及细胞生物学

2.2.1 实验材料与仪器

2.2.1.1 质粒

本文所用质粒：

- pUAST‐Wnd‐EGFP　　　　　　本实验室构建
- pUAST‐Rho1‐HA　　　　　　　本实验室构建
- pUAST‐MKK4‐HA　　　　　　　本实验室构建
- pAc5.1/V5‐HisB‐YkiHA　　　由吴世安教授(南开大学)提供
- pAc5.1/V5‐HisB‐Sd　　　　　由吴世安教授(南开大学)提供
- pGL3‐Basic‐Rho1‐E1　　　　本实验室构建
- pGL3‐Basic‐Rho1‐E2　　　　本实验室构建
- pGL3‐Basic‐Rho1‐E3　　　　本实验室构建
- pCS2‐Rho1　　　　　　　　　本实验室构建
- 引物合成与质粒测序　　　　　上海赛音

2.2.1.2　细胞株

所有试验均用果蝇 S2(Schneider 2)细胞进行,培养在 28℃培养箱中。培养基为 Insectagro® DS2 (Corning)含 10%胎牛血清(HyClone),加入 50 U/mL 青霉素及 50 μg/mL 链霉素。

2.2.1.3　试剂

- NaCl，EDTA，甲醇　　　　国药
- Trypton，酵母提取物　　　OXOID 公司
- Glycine，Tricine　　　　　VETEC 公司
- 吐温 20　　　　　　　　　阿拉丁
- 琼脂　　　　　　　　　　上海维编
- SDS　　　　　　　　　　生工
- 脱脂奶粉　　　　　　　　BD 公司
- 琼脂糖　　　　　　　　　BIOWEST 公司
- SDS‐PAGE 蛋白上样缓冲液　碧云天

- SDS - PAGE 凝胶配制试剂盒　　　　碧云天
- RIPA Buffer　　　　　　　　　　　CST
- Red Protein G Affinity Gel　　　　　Sigma
- Albumin Bovine V　　　　　　　　北京拜尔迪

2.2.1.4　抗体

- mouse anti - Rho1　　　　　　　　DSHB
- β - tubulin　　　　　　　　　　　CMC Scientific
- mouse anti - EGFP　　　　　　　　CMC Scientific
- rabbit anti - HA　　　　　　　　　CMC Scientific
- guinea pig anti - Sd　　　　　　　由 James B. Skeath 教授提供
- anti-rabbit-Alexa　　　　　　　　CST
- goat anti rabbit/mouse IgG - HRP　CST
- mouse IgG　　　　　　　　　　　CST
- doneky anti-mouse-Cy3　　　　　Jackson Immuno Research

2.2.1.5　仪器

- 上海一恒 DHP - 9032 电热恒温培养箱
- 上海世平 SPH - 1102C 恒温培养振荡器
- 上海精宏 DK - 8D 电热恒温水槽
- 上海天能 EPS - 300 核酸电泳仪
- 北京松源华兴 SL - Ⅱ数控层析实验冷柜
- 江苏海门其林贝尔 TS - 8 脱色摇床, QB - 228 旋转培养器, QL - 861涡旋混合器, ZF - 1紫外线分析仪, GL - 150 干式恒温器
- 广东美的 MM723HDL - PW 微波炉
- 德国 Eppendorf 5424 离心机, Mastercycler PCR 仪

● 美国 Thermo Scientific Legend Sorvall Legend Micro 21R 高速冷冻离心机,FORMA 700 series －80℃冰箱,NanoDrop 2000 分光光度计

● 美国 Millipore Milli－Q Advantage A10 纯水仪

● 美国 Bio-Rad Mini－PROTEAN Tetra 小型蛋白电泳槽

● 美国 Agilent Mx3005P 荧光定量 PCR 仪

● 美国 Molecular devices flexstation 3 酶标仪

● 美国 Cole-parmer instruments 超声破碎仪

● 美国 GE ImageQuant LAS 4000 化学发光成像分析仪

● 日本 Olympus BX51 荧光显微镜

● 日本 TOMY SX－500 高压灭菌锅

2.2.2　实验方法

2.2.2.1　Effectene 转染细胞

所有试验质粒的转染均采用 Effectene 转染试剂盒(QIAGEN),试验流程如下:

(1) 转染前 6 h 铺种适量 S2 细胞于 6 cm 细胞培养皿中;

(2) 在 1.5 mL 离心管中用 EC buffer 稀释 1 μg DNA(终体积 150 μL);

(3) 加入 8 μL Enhancer,震荡 1 s 后室温静置 5 min;

(4) 加入 25 μL Effectene Reagent,震荡 10 s 后室温静置 10 min;

(5) 加入适量预热的 S2 细胞培养基,轻微混匀后迅速加入到细胞中;

(6) 稍微摇晃培养皿,将细胞放回培养箱中。

2.2.2.2　细胞免疫荧光染色实验

细胞免疫荧光染色步骤如下:

(1) 转染前 6 h 铺种适量 S2 细胞于培养皿中,同时放入防脱盖

玻片；

（2）用 Effectene 转染 S2 细胞，培养 36 h；

（3）用 PBS 小心清洗贴覆在盖玻片上的 S2 细胞 2 次；

（4）用新鲜配制的 4% 甲醛室温固定 20 min（小心操作）；

（5）用 PBS 小心清洗细胞 3 次；

（6）用 0.2% Triton X‐100 封闭 10 min；

（7）用 1% BSA 室温孵育 1 h；

（8）在盖玻片上加上 0.2 mL 含有 1% BSA 的一抗，4℃ 环境中过夜；

（9）用 PBS 小心清洗细胞 3 次；

（10）加入二抗室温染色 1 h；

（11）用 PBS 小心清洗细胞 3 次；

（12）在载玻片上滴上包埋液，将有细胞的一面盖在包埋液上，制成装片，荧光显微镜下拍摄。

2.2.2.3 免疫共沉淀实验

细胞免疫共沉淀（co-immunoprecipitation）步骤如下：

（1）细胞转染 36 h 或 48 h 后，吹匀细胞，置入 15 mL 离心管，1 000 g 离心 5 min；

（2）弃培养基，用预冷的 PBS 清洗细胞 2 次；

（3）加入裂解缓冲液 RIPA Buffer（CST）与 1 mmol PMSF（裂解前加入），冰上放置 10 min；

（4）将裂解物转至新 1.5 mL 离心管中，4℃ 12 000 g 离心 10 min；

（5）小心吸取 10% 上清，加入 SDS 上样缓冲液（碧云天），−20℃ 环境中冻存；

（6）剩余 90% 上清，加入抗体，摇床 4℃ 环境中过夜；

（7）加入 20 μL 凝胶珠（Sigma），摇床 4℃ 2 h；

（8）4℃ 8 200 g 离心 30 s 收集凝胶珠，用裂解缓冲液清洗 4 遍，加入上样缓冲液；

（9）100℃煮 5 min，进行 SDS 聚丙烯酰胺凝胶电泳。

2.2.2.4 免疫印记实验

蛋白免疫印迹（Western blot）所用凝胶由 SDS‑PAGE 凝胶配制试剂盒（碧云天）配制，步骤如下：

（1）用胶条将长玻璃板下端封住，灌入 10% 分离胶至距离短玻璃板 4 cm，用 100% 乙醇封住；

（2）冷凝 60 min 后，将乙醇倒出，吸干，灌满 5% 浓缩胶后立即插入梳子；

（3）冷凝 45 min 后，将 1× 电泳缓冲液倒入电泳槽，并淹没短玻璃板；

（4）取蛋白上清与 5×SDS 上样缓冲液混合后，100℃煮 5 min 使蛋白变性，用微量进样器以 10～20 μL 的量注入点样孔，在不加样槽中加入缓冲液；

（5）以浓缩胶中 80 V 电压 30 min，分离胶 120 V 70 min 进行电泳（根据蛋白分子量大小适当调整电泳时间）；

（6）取下胶板，切去浓缩胶，将提前用甲醇激活的 PVDF 膜按"滤纸—凝胶—PVDF 膜—滤纸"的顺序，恒流 0.3 A 转膜 1 h；

（7）根据 marker 分子量剪裁 PVDF 膜，用 5% 脱脂奶粉封闭液 1 h；

（8）加一抗（配于 1×PBST＋5% 牛血清），4℃环境中过夜；

（9）用 1×TBST 洗 3 遍，每次 5 min；

（10）加二抗（配于 1×PBST＋5% 牛血清），室温孵育 1 h；

（11）用 1×TBST 洗 3 遍，每次 5 min；

（12）用平头镊将膜取出，吸除多余液体，置于洁净保鲜膜上，每 10 cm² 加 1 mL ECL 工作液（碧云天），放置 1 min；

（13）倒去 ECL 工作液，用吸水纸吸走过多的液体，用 GE 成像系统显影。

2.2.2.5　qRT - PCR

将新鲜解剖的果蝇翅成虫盘放入 1.5 mL 离心管中，用 PBS 清洗后，加入 0.5 mL Trizol，用研磨棒充分研磨，按照 PureLink® RNA 小提试剂盒（Ambion）中操作手册提取 RNA，然后用 PrimeScript™ RT Master Mix（TaKaRa）将 RNA 逆转录，之后用 SYBR® Premix Ex Taq™ Ⅱ（TaKaRa）在 Stratagene MX3000P 系统（Stratagene）进行定量 PCR 反应。

2.2.2.6　双荧光素酶报告实验

将 pGL3 - Basic - Rho1（E1/E2/E3），copia-renilla 报告质粒与 pAc5.1/V5 - HisB Yki - HA 表达质粒用 Effectene 转染法（QIAGEN）共转到 S2 细胞中。转染 36 h 后，按照 Dual-Luciferase Reporter assay system 提供的操作手册（Promega）进行处理后，用 FlexStation 3 仪器（Molecular Devices）检测荧光信号。

2.2.2.7　染色体免疫共沉淀实验

染色体免疫共沉淀（chromatin immunoprecipitation，ChIP）是用于研究体内 DNA 与蛋白质相互作用的方法。用 Effectene 转染法（QIAGEN）将过表达 Yki - HA 与 Sd 的质粒瞬转到 S2 细胞中，按照 Magna ChIP™ G Tissue Kit 提供的操作手册（Millipore）对细胞进行相应处理，用 anti - Sd、anti - HA 及 anti-mouse IgG 抗体进行免疫沉淀，对

沉淀下来的复合物进行清洗,除去非特异性结合,洗脱得到富集的靶蛋白- DNA 复合物,解交联将 DNA 与蛋白分离,最后以浓缩的 DNA 为模板进行定量 PCR 反应。

第3章

JNK 信号通路新成员的遗传筛选

3.1 筛选模型的建立

早在 2002 年,研究人员就发现用 GMR - Gal4 在果蝇眼部特异性的过表达肿瘤坏死因子(tumor necrosis factor,TNF)的果蝇同源物 Eiger (Egr)能诱发 JNK 信号通路依赖的细胞死亡并产生小眼表型[60,61]。在此发现的基础上,我们将表达强度不同的 GMR - Gal4 品系(GMR - Gal4^{weak} 和 GMR - Gal4^{strong})与 UAS - Egr 品系(UAS - Egr^{weak} 和 UAS - Egr^{strong})进行排列组合式的杂交,获得了一个表型相对原来较弱的凋亡小眼表型,我们将其定义为 GMR>Egr^{Middle}(GMR>Egr^M)(图 3 - 1)。利用这个表型,我们用染色体缺失片段系列(deficiency kit)进行了大规模的遗传筛选,以期找到抑制或者增强该表型的调节 JNK 信号通路新基因(图 3 - 1)。

我们建立的这个新筛选模型与之前研究人员发现的 GMR>Egr 小眼表型[60,61]相比有以下优势:① 表型敏感性好,有利于筛选到对 JNK 信号通路调节作用弱的新基因;② 表型非常稳定,可重复性高;③ 既可以筛选到抑制基因,也可以筛选到增强基因;④ 杂交后代果蝇的存活能力不会因去掉一份内源拷贝的基因而受到影响。

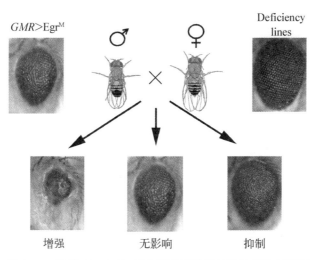

图 3-1　利用 GMR>Egr^M 小眼表型进行的遗传筛选示意图

3.2　筛选及鉴定流程

如图 3-2 所示,首先我们将 GMR>Egr^M 果蝇与含有染色体缺失片段的果蝇杂交,看子一代中果蝇的小眼表型是否增强或抑制。接下来对有增强或抑制效果的缺失片段,进一步分析该区域内所有小的缺失片段,将增强或抑制效果定位到大约 100 kb 的染色体区域内。然后比对已知的果蝇基因组顺序,找出该区域编码的所有基因,通过利用已有的突变体、插入的 P 因子(P-element)、UAS-RNAi 转基因品系或构建新的 UAS-RNAi 转基因株,鉴定出有增强或抑制效果的基因。最后将此基因的 cDNA 克隆到 pUAST 质粒中,通过转基因技术建立该基因的过表达品系,在眼中表达并观察能否挽救(rescue)此前发现的增强或抑制效果。最后我们还将利用 GMR>Egr^S 产生的较强小眼表型对候选基因进行进一步的验证,从而最终确定该基因对于 Egr 诱导的小眼表型的调控作用。

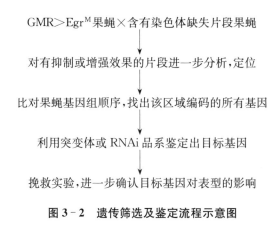

GMR＞Egr^M 果蝇×含有染色体缺失片段果蝇

↓

对有抑制或增强效果的片段进一步分析,定位

↓

比对果蝇基因组顺序,找出该区域编码的所有基因

↓

利用突变体或 RNAi 品系鉴定出目标基因

↓

挽救实验,进一步确认目标基因对表型的影响

图 3‑2　遗传筛选及鉴定流程示意图

3.3　筛　选　结　果

由于大量筛选结果涉及实验室其他师弟师妹尚未发表的数据,出于对他人科研及劳动成果的尊重,本文只列出与本人博士毕业论文相关的筛选结果。在利用已有的突变体品系或 RNAi 品系对筛选得到的目标基因进行鉴定后的结果如表 3‑1 所示。

表 3‑1　部分筛选鉴定结果

基因名称	突变体品系	RNAi品系	过表达或P因子品系	对于 GMR＞Egr^M 的影响	对于 GMR＞Egr^S 的影响
bendless	ben^1			抑制＋＋/＋＋＋	抑制＋＋/＋＋＋
	ben^1/Y			抑制＋＋＋＋	抑制＋＋＋＋
		V9413		抑制＋＋＋＋	抑制＋＋＋＋
dUev1a		V30890			抑制＋＋/＋＋＋
		V32267			抑制＋/＋＋
nopo		V22013		抑制＋＋/＋＋＋	抑制＋＋
	nopo^5-SZ-3004			抑制＋/＋＋	抑制＋/＋＋

续　表

基因名称	突变体品系	RNAi品系	过表达或P因子品系	对于 GMR>Egr^{M}的影响	对于 GMR>Egr^{S}的影响
dmyc	dmyc^{G0139}			增强＋＋	
		V2947		增强＋	
		V2948		增强＋＋	
			UAS－dMyc	抑制＋＋＋	
wallenda		V26910		抑制＋＋	

注：＋表示抑制或增强的强度，数量越多抑制或增强效果越明显。

　　通过遗传筛选和鉴定，我找到了若干个调控 Egr 诱导小眼表型的新基因，其中 4 个基因(bendless，dUev1a，nopo，wallenda)的缺失可抑制该表型，而 1 个基因(dmyc)的缺失可增强该表型。本文后面的章节将对这些基因的生物学功能及其调控 JNK 信号通路的分子机制进行研究。

第 **4** 章

Bendless/dUev1a 泛素结合酶复合物调控 JNK 信号通路介导的细胞死亡及 肿瘤发生与迁移

4.1 bendless 对于眼部过表达 Egr 引起的 细胞死亡是必需的

与对照相比(图 4 - 1 A),在果蝇眼部过表达 Egr 会诱导细胞死亡并产生小眼表型(图 4 - 1 B),我们对果蝇基因组进行的遗传筛选发现 3 个互相重叠的缺失片段都能够部分抑制小眼表型(图 4 - 1 C—E),重叠区域位于染色体 12C6 到 12D3 之间。根据已知的果蝇基因组序列,我们发现这段区域覆盖了多个基因,其中包括 bendless[29]。bendless (ben)编码了果蝇体内一个 E2 泛素结合酶,它参与了包括逃避反应[97],轴突生长、成熟[63],长期记忆[98]及免疫应答[99]等一系列生理活动。我们进一步的研究表明 ben 的部分或全部缺失能够部分或完全(图 4 - 1 F,G)抑制小眼表型,并且这种抑制作用可被同时再引入的外源 ben 基因组片段解除(图 4 - 1 H,M)。

此外,过表达 Egr 引起的小眼表型也可以被 ben RNAi 很好地抑制

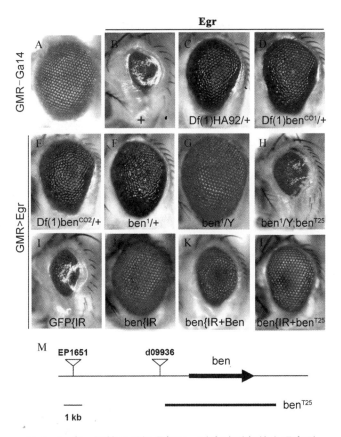

图 4 - 1　Ben 调控了果蝇眼部 Egr 过表达引起的小眼表型

(A—L)果蝇成虫眼部光学显微镜照片。与对照相比(A, GMR - Gal4/+),GMR>Egr
诱导的小眼表型(B, UAS - Egr/+；GMR - Gal4/+)能够被染色体缺失片段 Df(1)
HA92(C, Df(1)HA92/X；UAS - Egr/+；GMR - Gal4/+), Df(1)ben^{CO1}(D, Df(1)
ben^{CO1}/X；UAS - Egr/+；GMR - Gal4/+)及 Df(1)ben^{CO2}(E, Df(1)ben^{CO2}/X；UAS
- Egr/+；GMR - Gal4/+)所抑制。也可以被杂合体 ben 突变(F, ben^1/X；UAS -
Egr/+；GMR - Gal4/+),半合体 ben 突变(G, ben^1/Y；UAS - Egr/+；GMR - Gal4/
+)或过表达 ben RNAi(J, UAS - Egr/+；GMR - Gal4/UAS - ben - IR)所抑制,但不会
受到 GFP RNAi 影响(I, UAS - Egr/UAS - GFP - IR；GMR - Gal4/+)。这种抑制作
用可以被 ben^{T25}(H, ben^1/Y；UAS - Egr/ben^{T25}；GMR - Gal4/ben^{T25}；L, UAS - Egr/
ben^{T25}；GMR - Gal4/UAS - ben - IR)或者过表达 Ben(K, UAS - Egr/UAS - Ben；
GMR - Gal4/UAS - ben - IR)所逆转。(M)示意图中画出了 ben 基因,ben^{T25}转基因及
两个用于过表达 Ben 的 P 因子(EP1651 和 d09936)。

(图4-1 J),却不会被表达 GFP 的 RNAi 抑制(图 4 - 1 I)。同样的,这
种 ben RNAi 产生的抑制效果也能被引入的外源 ben 基因组片段或过

表达 Ben 所解除(图 4 - 1 K，L)。以上实验结果充分证明 ben 对于果蝇眼部发育过程中 Egr 过表达引起的细胞死亡是必需的。

4.2 dUev1a 对于眼部过表达 Egr 引起的细胞死亡是必需的

我们的遗传筛选结果显示还有两个紧密相邻的染色体缺失片段同时部分抑制了 Egr 诱导的小眼表型(图 4 - 2 B—D)，对比果蝇基因组序列后我们发现他们都覆盖了 dUev1a 这个基因(图 4 - 2 J)。本文之所以同时研究 ben 和 dUev1a 这两个基因是因为有证据表明 Ben 能与 dUev1a 结合形成 E2 泛素结合酶复合物[66,99]，进而调控了 IκB/NF - κB 信号通路介导的 TRAF6 泛素化过程[100]。为了进一步确定是否是因为这个基因的干扰影响了 GMR＞Egr 小眼表型，我们用了 dUev1a 的突变体进行了进一步的验证，发现杂合突变体同样可以部分抑制该表型(图 4 - 2 E)，而同时突变 dUev1a 两份拷贝则可以完全抑制 Egr 诱导的小眼表型(图4 - 2 F—G)，尽管这些幼虫会死在较晚的期蛹，不能羽化出来。同样的抑制效果也可以通过表达 dUev1a 的 RNAi 后观察到(图 4 - 2 I)，进一步证明 dUev1a 对于 Egr 在眼部过表达引起的小眼表型有重要调节作用。

前人研究发现 GMR ＞ Egr 能够在眼成虫盘的形态发生沟 (morphogenetic furrow)后部诱发很强的细胞死亡，可通过 AO(acridine orange)染色观测到(图 4 - 3 A—B)。我们发现这种细胞死亡被 dUev1a RNAi 很好地抑制(图 4 - 3 C)，表明 dUev1a 对于眼部发育过程中 Egr 诱发的细胞死亡也是必需的。此外，我们发现下调 dUev1a 还抑制了 Egr 过表达引起的 rpr 这一凋亡促进基因[101]的活化(图 4 - 3 D—F)，进一步证明 dUev1a 调控了 Egr 在眼部诱导的细胞死亡。

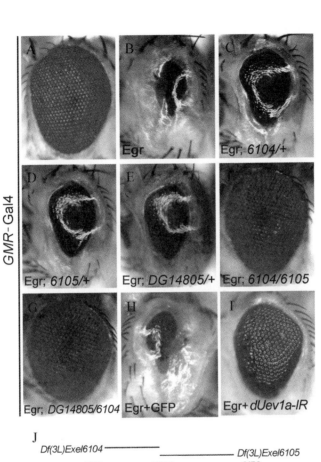

图 4-2　dUev1a 调控了果蝇眼部 Egr 过表达引起的小眼表型

(A—I) 与对照相比（A，GMR-Gal4/+），GMR＞Egr 产生的小眼表型（B，UAS-Egr/GMR-Gal4）能被 dUev1a 染色体缺失片段 Df(3L)^{Exel6104}（C，UAS-Egr/GMR-Gal4；Df(3L)^{Exel6104}/+），Df(3L)^{Exel6105}（D，UAS-Egr/GMR-Gal4；Df(3L)^{Exel6105}/+）及突变杂合体（E，UAS-Egr/GMR-Gal4；dUev1a^{DG14805}/+）部分抑制，反式杂合子（trans-heterozygous）完全抑制（F，UAS-Egr/GMR-Gal4；Df(3L)^{Exel6104}/Df(3L)^{Exel6104}，G，UAS-Egr/GMR-Gal4；Df(3L)^{Exel6104}/dUev1a^{DG14805}）。表达 dUev1a 的 RNAi 可以（I，UAS-Egr/GMR-Gal4；UAS-dUev1a-IR），而 GFP 则不能（H，UAS-Egr/GMR-Gal4；UAS-GFP/+）抑制 Egr 引起的小眼表型。(J) dUev1a 在染色体上位置示意图，开放阅读框（黑色），P 因子 DG14805 及两个染色体缺失片段在图中被标出。

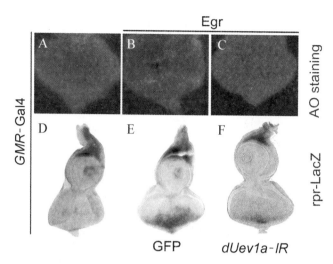

图 4-3   dUev1a 调控了果蝇眼部 Egr 过表达诱导的细胞死亡

(A—C) 荧光显微镜 3 龄幼虫眼成虫盘 AO 染色图片。与对照相比(A，GMR - Gal4/＋)，Egr 过表达引起的细胞死亡(B，UAS - Egr/GMR - Gal4；UAS - GFP/＋)可以被过表达 dUev1a 的 RNAi 所抑制(C，UAS - Egr/GMR - Gal4；UAS - dUev1a - IR)。

(D—F) 光学显微镜 3 龄幼虫眼成虫盘 X - Gal 染色图片。与对照相比(D，GMR - Gal4/＋；rpr - LacZ/＋)，Egr 过表达引起的 rpr 激活(E，UAS - Egr/GMR - Gal4；UAS - GFP/rpr - LacZ)可被过表达 dUev1a 的 RNAi 所抑制(F，UAS - Egr/GMR - Gal4；UAS -dUev1a - IR/rpr - LacZ)。

4.3   Ben 和 dUev1a 调控其他组织中过表达 Egr 引起的细胞死亡

为了检测 ben 和 dUev1a 对 Egr 的调控是否为组织特异的，我们又在不同器官进一步验证这两者与 Egr 的遗传学关系。在 pannier(pnr)启动子的驱使下，在果蝇的胸背处过表达 Egr 也能够诱发细胞死亡，产生盾片变小的表型(图 4 - 4 A—B)[60]，而这个表型同样可以被下调 ben 所抑制(图 4 - 4 C—D)。

同样的我们也对 dUev1a 进行了验证，发现下调 dUev1a 的表达不但抑制了背部过表达 Egr 引起的盾片变小及细胞死亡(图 4-5 A—F)，还能抑制翅成虫盘中 Egr 诱发的细胞死亡及成虫翅脉部分丢失的表型(图 4-5 G—L)。以上实验证明充分证明 Ben 和 dUev1a 调控了果蝇发育过程中 Egr 诱导的死亡。

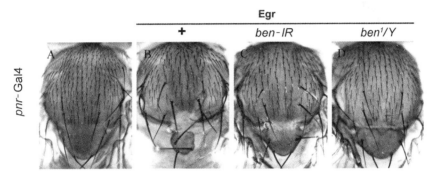

图 4-4　Ben 调控了果蝇背部 Egr 过表达诱导的细胞死亡

光学显微镜果蝇成体背部图片。与对照相比(A，pnr-Gal4/+)，Egr 过表达引起的盾片变小表型(B，UAS-Egr/+；pnr-Gal4/+)可以被 ben 的 RNAi(C，UAS-Egr/+；pnr-Gal4/UAS-ben-IR)或突变体(C，ben[1]/Y；UAS-Egr/+；pnr-Gal4/+)所抑制。

4.4　Ben 和 dUev1a 调控 Egr 诱导的 puc 表达

为了研究 Ben 和 dUev1a 调控 JNK 信号通路的生理学作用，我们检测了成虫盘中 JNK 下游报告基因 puc 的表达情况。前人研究发现 Egr 过表达能够在形态发生沟后部引起很强的 puc 表达[60](图 4-6 B，M)，这种激活可以被下调 dUev1a(图 4-6 C—E)或者 ben 抑制(图 4-6 N)。我们进一步实验发现在翅成虫盘中沿着前后轴过表达 Egr 引起的 puc 激活同样可以被下调 dUev1a 抑制(图 4-6 F—J)，表明 Ben 和 dUev1a 对于 Egr 诱导的 JNK 活化也是必需的。此外，puc 在形态发生

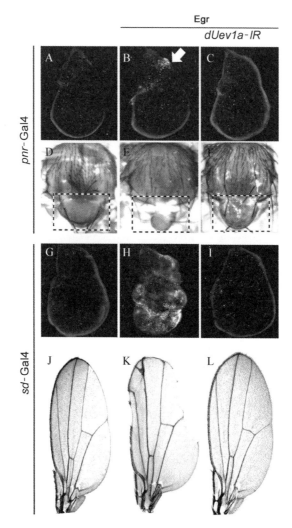

图 4-5 dUev1a 调控了果蝇背部及翅膀 Egr 过表达诱导的细胞死亡(彩图 1)

(A—C, G—I) 荧光显微镜 3 龄幼虫翅成虫盘 AO 染色图片。与对照相比(A 和 D),过表达 Egr 引起的背板区域细胞死亡(B)及翅成虫盘细胞死亡(H)均可以被下调 dUev1a 抑制(C 和 I)。

(D—E) 光学显微镜果蝇成体背部图片。与对照相比(D),Egr 过表达引起的盾片变小表型(E)可以被 dUev1a 的 RNAi(F)所抑制。

(J—L) 光学显微镜果蝇成体翅膀图片。与对照相比(J),Egr 过表达引起的翅脉丢失(K)可以被 dUev1a 的 RNAi(L)所抑制。

(A, D) pnr-Gal4/+,(B, E) UAS-Egr/+;pnr-Gal4/+,(C, F) UAS-Egr/+;pnr-Gal4/UAS-dUev1a-IR(G, J)sd-Gal4/+,(H, K) sd-Gal4/+;UAS-Egr/+,(I, L) sd-Gal4/+;UAS-Egr/+;UAS-dUev1a-IR/+。

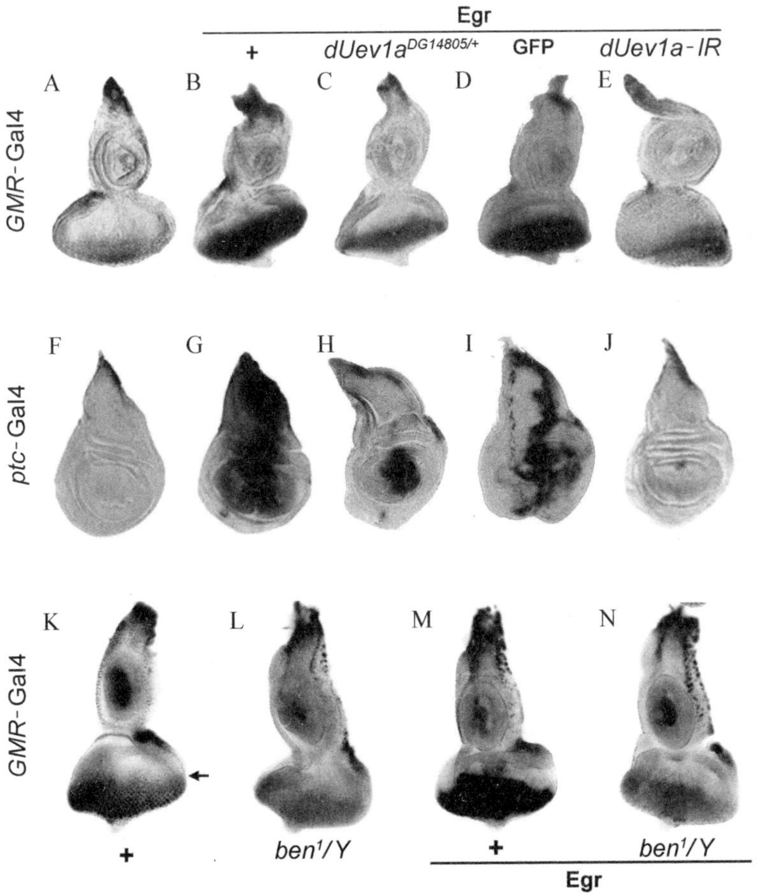

图 4-6　dUev1a 和 ben 对于 Egr 过表达诱导的 JNK 活化是必需的

(A—E, K—N) 幼虫眼成虫盘 X-Gal 染色图片。与对照相比 (A, GMR-Gal4/puc^{E69}),过表达 Egr 引起的 puc 表达 (B, M, GMR-Gal4 UAS-Egr/+; puc^{E69}/+) 可被 dUev1a 的突变体 (C, GMR-Gal4 UAS-Egr/+; dUev1a^{DG14805}/puc^{E69}),RNAi (E, GMR-Gal4 UAS-Egr/+; puc^{E69}/UAS-dUev1a-IR) 及 ben 的突变体 (N, ben^1/Y; GMR-Gal4 UAS-Egr/+; puc^{E69}/+) 所抑制。眼成虫盘中内源 puc 表达 (K, GMR-Gal4/puc^{E69}/+) 在 ben 突变体中显著降低 (L, ben^1/Y; GMR-Gal4/puc^{E69})。

(F—J) 光学显微镜 3 龄幼虫翅成虫盘 X-Gal 染色图片。与对照相比 (F, ptc-Gal4/+; puc^{E69}/+),翅成虫盘过表达 Egr 引起的 puc 激活 (G, ptc-Gal4 UAS-Egr/+; puc^{E69}/+) 可以被 dUev1a 的突变体 (H, ptc-Gal4 UAS-Egr/+; dUev1a^{DG14805}/puc^{E69}),RNAi (J, ptc-Gal4 UAS-Egr/+; puc^{E69}/UAS-dUev1a-IR) 抑制,却不会受过表达 GFP 影响 (I, ptc-Gal4 UAS-Egr/+; puc^{E69}/UAS-GFP)。

沟后部的激活还可以通过加长染色时间检测到(图 4 - 6 K),而这依赖于内源性的 Egr - JNK 信号通路[60]。我们发现在 ben 突变体中受内源性 Egr 调控处 puc 表达水平显著下降(图 4 - 6 L,箭头下方处),相反地,那些在翅成虫盘边缘不受 Egr 调控部分 puc 表达则没有改变(图 4 - 6 L)[60],说明 ben 同时还参与发育过程中内源性 Egr 引起的 JNK 激活。

4.5　Ben 通过 dTRAF2 调控 JNK 信号通路

接下来为了将 Ben 在 JNK 通路上进行遗传学定位,我们检测了 Ben 与 dTAK1 或 Hep 之间的上下游关系。在 sevenless(sev)启动子作用下过表达 dTAK1 或持续激活型的 Hep(Hep^{CA})能够在眼成虫盘中引起很强的细胞死亡并产生粗糙的小眼表型(图 4 - 7 A, C)[65,102]。这些表型可以被下调 bsk 所抑制,但却不会被 ben 基因的突变所影响(图 4 - 7 B, D),表明在 Egr - JNK 信号通路中,Ben 位于 dTAK1 和 Hep 的上游。

与此相符的是,我们发现在 eyeless(ey)启动子驱使下过表达 Ben 产生了与 JNK 信号通路上调类似的小眼表型(图 4 - 7 E),而这个表型能被 dTRAF2 及 dTAK1 的缺失抑制(图 4 - 7 G, H),却不会被 weagen(wgn)的下调抑制(图 4 - 7 F)。我们又用不同的组织对此上位性关系进行了进一步的验证,发现在胸背部过表达 Ben 产生的盾片变小表型同样可以被 dTRAF2 及 dTAK1 的缺失,而不是 weagen (wgn)的下调所抑制(图 4 - 7 I—L)。以上遗传学上下游证据表明 Ben 对于 JNK 信号通路的调控是位于 dTRAF2 的上游及 Wgn 的下游。

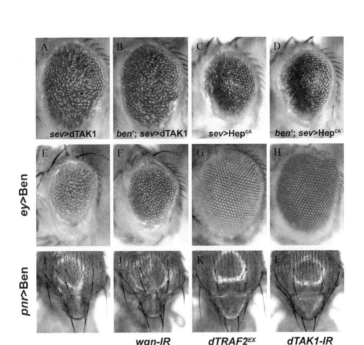

图 4 - 7　Ben 通过 dTRAF2 调控 JNK 信号通路

(A—H) 果蝇成虫眼部光学显微镜照片。在 sev 启动子调控下过表达 dTAK1(A，sev - Gal4 UAS -dTAK1/＋)或持续激活型 Hep(C，sev - Gal4 UAS - Hep^CA/＋)引起的粗糙小眼表型不能被 ben 的突变体抑制(分别为 B，ben^1；sev - Gal4 UAS - dTAK1/＋ 和 D，ben^1；sev - Gal4 UAS - Hep^CA/＋)。在 ey 启动子调控下过表达 Ben 产生的粗糙小眼表型(E，ben^d09936/Y；ey -Gal4/＋)可被 dTRAF2 的突变体(G，dTRAF2^EX ben^d09936/Y；ey - Gal4/＋)或过表达 dTAK1 RNAi(H，ben^d09936/Y；ey - Gal4/UAS - dTAK1 - IR)所抑制，但不会因 wgn 的下调而改变(F，ben^d09936/Y；ey - Gal4/UAS - wgn - IR)。

(I—L) 光学显微镜果蝇成体背部图片。Ben 过表达引起的盾片变小表型(I，ben^EP1651/Y；pnr -Gal4/＋)可以被 dTRAF2 的突变体(J，dTRAF2^EX1 ben^EP1651/Y；pnr - Gal4/＋)或过表达 dTAK1 RNAi(K，ben^EP1651/Y；pnr - Gal4/UAS - dTAK1 - IR)所抑制，同样不会因 wgn 的下调而改变(L，ben^EP1651/Y；pnr - Gal4/UAS - wgn - IR)。

4.6　Ben 与 dUev1a 共同作用通过 dTRAF2 激活 JNK 信号通路

我们之前的研究表明 dTRAF2 参与了果蝇体内 TNF - JNK 通路的

活化[65],而 Ben 已知能与 dUev1a 形成复合物[66,99],提示 Ben 可能与 dUev1a 共同作用,通过 dTRAF2 这一 E3 泛素连接酶调控 JNK 信号通路。与此假设相符,我们发现用 patched(ptc)- Gal4 单独过表达 Ben 或 dUev1a 并不能激活 JNK 信号通路(图 4 - 8 A，B),但同时过表达 Ben 和 dUev1a

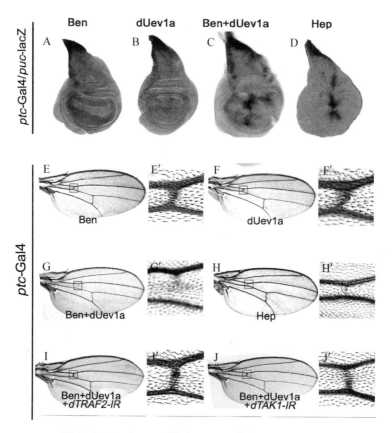

图 4 - 8　Ben/dUev1a 通过 dTRAF2 激活 JNK 信号通路

(A—D) 翅成虫盘 X - Gal 染色图片。沿翅成虫盘前后轴单独表达 Ben 或 dUev1a 均不能激活 puc 的表达(A, ptc - Gal4 UAS - Ben/＋；puc^E69/＋, B, ptc - Gal4/＋；puc^E69/UAS - dUev1a),同时表达 Ben 和 dUev1a 能够激活 puc 的表达(C, ptc - Gal4 UAS - Ben/＋；puc^E69/UAS - dUev1a)。作为阳性对照,表达 Hep 也能激活 puc 表达(D, ptc - Gal4 UAS - Hep/＋；puc^E69/＋)。

(E—J) 成虫翅膀图片。在 ptc 启动子驱使下,单独表达 Ben 或 dUev1a 都不会产生明显表型(E, ptc - Gal4/UAS - Ben, F, ptc - Gal4/＋；UAS - dUev1a/＋),同时表达 Ben 和 dUev1a 能够产生与 Hep 过表达类似的前翅脉丢失的表型(G, ptc - Gal4/UAS - Ben；UAS - dUev1a/＋, H, ptc - gal4/UAS - Hep)。这个表型可以被过表达 dTRAF2 及 dTAK1 的 RNAi 抑制(I, ptc - Gal4/UAS - Ben；UAS - dUev1a/UAS - dTRAF2 - IR, J, ptc - Gal4/UAS - Ben；UAS - dUev1a/UAS - dTAK1 - IR)。

则能激活 puc 转录(图 4-8 C),并且产生前翅脉(anterior cross vein)丢失的表型(图 4-8 G)。与之前实验所得的遗传学证据相符的是,我们发现 Ben/dUev1a 过表达的表型可以被下调 dTRAF2 以及 dTAK1 所抑制(图 4-8 I, J)。这些实验结果证实了在体内 Ben 能够与 dUev1a 共同作用,形成有功能的复合物,通过 dTRAF2 激活了果蝇体内 JNK 信号通路的活化。

4.7　Ben 能够促进 dTRAF2 多聚泛素化

为了研究 Ben 能否与 dTRAF2 在体内相互作用,我们检测了两者在眼成虫盘中的亚细胞定位情况。免疫荧光显示 Ben 与 dTRAF2 在形态发生沟后部能很好地共定位(图 4-9 A—F)。此外,体内免疫共沉淀的实验结果显示表达的 Flag-dTRAF2 能与内源的 Ben(4.9 G,第 2 列)以及过表达的 Ben(图 4-9 G,第 3 列)结合。并且,Ben 与 dTRAF2 的结合是特异性地,因为内源性的或过表达的 Ben 都不能与另外一个 E3 连接酶——Parkin[103] 发生相互作用(图 4-9 H)。

之前的研究结果报道 TNF 能够诱导 TRAF2/6 在第 63 位赖氨酸(K63)的多聚泛素化修饰[104],这种修饰不会使蛋白底物降解,而是促进下游信号分子的激活[105]。与此相符的是,我们发现过表达 Egr 能诱导 dTRAF2 多聚泛素化发生(图 4-9 I,上图第 3 列),但不会对蛋白稳定性造成影响(图 4-9 I,中图第 3 列)。下调 ben 表达能够抑制 Egr 诱导的 dTRAF2 发生(图 4-9 I,上图第 4 列);而反之,过表达 Ben 则能够促进 dTRAF2 多聚泛素化发生(图 4-9 I,上图第 5 列),同样没有改变 dTRAF2 蛋白的稳定性(图 4-9 I,中图第 5 列)。以上实验结果表明 Ben 对于 Egr 诱导的 dTRAF2 多聚泛素化的调控既是必要的也是充分的。

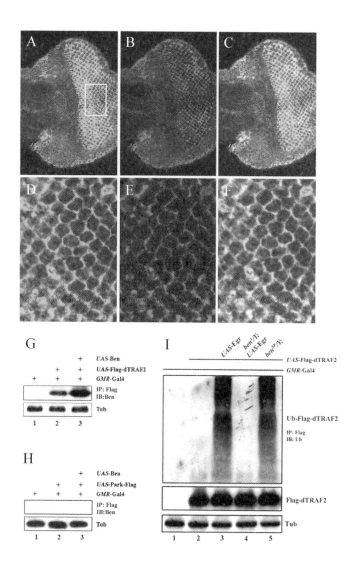

图 4‑9 Ben 能与 dTRAF2 相互作用并调控其多聚泛素化(见彩图 2)

(A—F) 荧光显微镜 3 龄幼虫眼成虫盘抗体免疫染色图片。Ben(绿色)能与 dTRAF2(红色,通过 Flag 显示)在膜上共定位,D,E,F 分别为 A,B,C 的放大图。
(G) dTRAF2 能与内源性的以及过表达的 Ben 在体内相互作用,免疫共沉淀的实验材料来自果蝇眼成虫盘。(H) Park 不能与 Ben 在体内相互作用,免疫共沉淀的实验材料来自果蝇眼成虫盘。(I) Egr 过表达诱导的 dTRAF2 多聚泛素化依赖于 ben,而过表达 Ben 则能够诱导 dTRAF2 多聚泛素发生,以上改变均不会对 dTRAF2 蛋白的稳定性造成影响。

4.8　Ben/dUev1a 调控 Ras‑lgl 诱导的
　　　　肿瘤生长及迁移

许田等人发现利用 eyFlp/MARCM 系统在眼-触角成虫盘中突变细胞极性基因 lgl(lethal giant larvae)的同时过表达持续活化型癌基因 Ras(Ras^{V12})能够协同诱导肿瘤生长(图 4 - 10 A),并且这些肿瘤细胞会向腹部神经节产生 JNK 信号通路依赖的迁移表型(图 4 - 10 A′,D′)[17,39]。我们前面的实验结果表明 Ben 和 dUev1a 调控了 JNK 通路介导的细胞死亡,那它们是否也参与了 lgl‑Ras 诱导的肿瘤生长与迁移的调控呢? 于是我们进行了验证,发现过表达 ben RNAi 不但完全抑制了肿瘤细胞向腹部神经节的侵袭(图 4 - 10 B′),还很好地阻断了肿瘤的发生(图 4 - 10 B)。与之前用 GMR>Egr 筛选得到的实验结果类似,我们发现 ben 杂合突变体只能部分抑制肿瘤生长及迁移(图 4 - 10 C)。

我们对 dUev1a 的检测也得到了类似的结果。过表达 dUev1a RNAi 能够显著地抑制肿瘤生长及迁移(图 4 - 10 E),而杂合突变体能部分抑制肿瘤的迁移(图 4 - 10 F′),但对肿瘤生长并无明显抑制效果(图 4 - 10 F),这与之前检测细胞死亡时得到的结果相同。而同时下调 ben 和 dUev1a 则可以完全抑制肿瘤的生长及迁移(未显示)。此外,我们还发现下调 dUev1a 或者 ben 均能够显著性地抑制 lgl‑Ras 诱导的 JNK 磷酸化水平上调(图 4 - 10 G,H,未显示)。

以上实验结果说明 Ben 和 dUev1a 通过调节 JNK 信号通路影响了发育过程中 lgl‑Ras 协同作用下诱导的肿瘤发生及肿瘤细胞迁移。

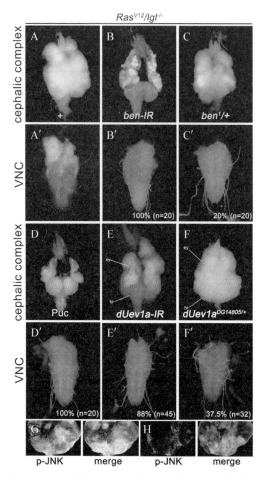

图 4-10　Ben/dUev1a 调控 Ras-lgl 诱导的肿瘤发生及迁移(见彩图 3)

(A—F) 荧光显微镜 3 龄幼虫眼成虫盘及腹部神经节(VNC)图片, GFP 标记克隆。Ras^{V12}/ $lgl^{-/-}$ 诱导的肿瘤生长(A)及向 VNC 的侵袭(A')可以被 ben 下调(B, C), dUev1a 下调(E, F)及过表达 Puc(D)所抑制。(百分比: 抑制肿瘤细胞迁移的比例)

(G—H) 荧光显微镜 3 龄幼虫眼成虫盘抗体免疫染色图片。Ras^{V12}/$lgl^{-/-}$ 诱导的 JNK 磷酸化上调(G)可被过表达 dUev1a RNAi 显著抑制(H)。

(A, G) y,w, ey-Flp/+; tub-Gal80, FRT40A/lgl^4 FRT40A UAS-Ras^{V12}; Act>y$^+$>Gal4, UAS-GFP/+. (B) y,w, ey-Flp/+; tub-Gal80, FRT40A/lgl^4 FRT40A UAS-Ras^{V12}; Act >y$^+$>Gal4, UAS-GFP/UAS-ben-IR. (C) y,w, ey-Flp/ben^1; tub-Gal80, FRT40A/lgl^4 FRT40A UAS-Ras^{V12}; Act>y$^+$>Gal4, UAS-GFP/+. (D) y,w, ey-Flp/+; tub-Gal80, FRT40A/lgl^4 FRT40A UAS-Ras^{V12}; Act>y$^+$>Gal4, UAS-GFP/UAS-Puc. (E, H) y,w, ey-Flp/+; tub-Gal80, FRT40A/lgl^4 FRT40A UAS-Ras^{V12}; Act>y$^+$>Gal4, UAS-GFP/ UAS-dUev1a-IR. (F) y,w, ey-Flp/+; tub-Gal80, FRT40A/lgl^4 FRT40A UAS-Ras^{V12}; Act>y$^+$>Gal4, UAS-GFP/dUev1a^{DG14805}。

4.9　Ben/dUev1a 调控 scrib 下调诱导的细胞迁移

近年来研究发现除了能在果蝇触角-眼成虫盘中诱导肿瘤细胞发生并产生迁移外,另外一种用果蝇的翅成虫盘研究细胞迁移的模型受到果蝇学家越来越多的关注[106]。在 ptc 启动子的驱使下沿翅成虫盘前后轴下调细胞极性基因表达,如 disc large(dlg),能够诱导 JNK 依赖的 MMP1 激活及细胞迁移[107]。我们发现下调细胞极性基因 scribble (scrib)也能够产生迁移表型,这些被绿色荧光蛋白标记的细胞会离开 ptc 表达区域,向成虫盘的后部迁移(图 4 - 11 B'),同时激活 MMP1 这一与细胞迁移及基膜降解密切相关蛋白的表达(图 4 - 11 B″)。我们发现这两种表型都能被下调 ben(图 4 - 11 C, D)及 dUev1a 很好地抑制 (图 4 - 11 E),证明 Ben 和 dUev1a 还调控了果蝇翅成虫盘中细胞极性基因缺失引起的细胞迁移。

4.10　本 章 小 结

在本研究中,我们利用 GMR>Egr 小眼表型进行了遗传筛选,发现 ben 和 dUev1a 是调控果蝇体内肿瘤发生及细胞死亡的重要基因。我们遗传学上位性分析及生化证据表明 Ben 能与 dUev1a 一同作用,通过对 dTRAF2 这一泛素连接酶多聚泛素化进而调控了果蝇体内 TNF - JNK 信号通路介导的细胞死亡(图 4 - 11 F)。有趣的是,前人研究发现 Ben/ dUev1a 复合物也参与核因子- κB(NF - κB)信号通路的调控,但在这种

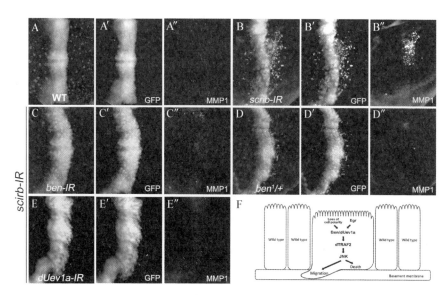

图 4-11　Ben/dUev1a 调控 scrib 缺失引起的细胞迁移（见彩图 4）

（A—E）荧光显微镜 3 龄幼虫翅成虫盘抗体免疫染色图片。与对照相比（A，ptc-Gal4 UAS-GFP/+），沿着翅成虫盘前后轴过表达 scrib RNAi 产生的细胞迁移及 MMP1 的激活表型（B，ptc-Gal4 UAS-GFP/UAS-scrib-IR）可以被 ben 下调（C，ptc-Gal4 UAS-GFP/UAS-scrib-IR；UAS-ben-IR/+。C，ben¹/+；ptc-Gal4 UAS-GFP/UAS-scrib-IR）或者 dUev1a 的下调（E，ptc-Gal4 UAS-GFP/UAS-scrib-IR；UAS-dUev1a-IR/+）所抑制。激活的 MMP1 为红色，绿色为 GFP，蓝色标志细胞核。（F）Ben/dUev1a 复合物调控果蝇体内 JNK 介导的细胞死亡和迁移模式图。

情况下，dTRAF2 并不是作为 Ben/dUev1a 的底物[99]，表明 Ben/dUev1a 能够通过结合不同的 E3 底物从而调节不同的信号通路。

　　此外，我们发现 Ben/dUev1a 除了调控细胞死亡还影响着肿瘤发生及迁移（图 4-11 F）。下调 ben 或者 dUev1a 都能够阻断肿瘤的发生并抑制 lgl-Ras 诱导的肿瘤细胞侵袭，表明有可能 Ben/dUev1a 复合物还参与细胞增殖，细胞周期等生理生化活动的调控，这需要更多的实验进行进一步验证。此外，在翅虫盘中下调 ben 或者 dUev1a 还能够阻断细胞极性基因 scrib 缺失引起细胞迁移。

　　鉴于 JNK 信号通路从果蝇到人类高度保守，我们实验结果提示 Ben/dUev1a 在人类中的同源物有可能同样调控了 JNK 介导的肿瘤发生及细胞死亡。与此相符的是，Uev1 在许多人类肿瘤细胞中表达上调[108,109]，表明 Uev1 可能有促进癌症发生的功能，而我们的研究为此提供了可能的分子机制，需要在哺乳动物中进行进一步的研究来阐明 Uev1 及 Ubc13 对肿瘤发生及迁移的调控作用。

第5章

NOPO 调控 TNF 诱导 JNK
非依赖的细胞死亡

5.1　Egr 通过两条不同的通路诱导细胞死亡

肿瘤坏死因子(TNF)在调控细胞增殖、分化、生存及免疫等方面扮演重要角色[110,111]。在果蝇眼部过表达 TNF 的同源物 Egr 能够诱导细胞死亡并产生小眼表型[60,61](图 5-1 B),这依赖于 JNK 信号通路,因为阻断 JNK 能够抑制这种小眼表型,但研究人员对于这种死亡是否依赖于胱冬裂酶(caspase)参与仍存在着争议[60,61]。

除了 Egr 能够诱导细胞死亡外,在眼部过表达持续活化型的 JNK 上游激酶 Hep(Hep^{CA})同样能诱导 JNK 依赖的细胞死亡并产生小眼表型(图 5-1 H)。首先为了验证 caspase 是否参与了 Egr - JNK 信号通路诱导的细胞死亡,我们检测了下调 caspase 通路活性对 GMR>Egr 及 GMR>Hep^{CA} 小眼表型的影响。染色体缺失品系 Df(3L)H99(简称为 H99)同时删除了包括 reaper (rpr),head involution defective (hid)及 grim 在内的 3 个促细胞凋亡基因,DIAP1(Drosophila inhibitor of apoptosis protein 1)编码果蝇体内抑制细胞凋亡的蛋白[112],DRONC

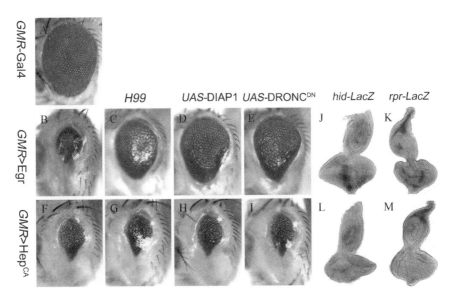

图 5 - 1　Egr 诱导 JNK 非依赖的细胞死亡途径

(A—I) 光学显微镜果蝇成虫眼部图片。与对照相比(A, GMR - Gal4/＋),GMR＞Egr 诱导的小眼表型(B, UAS - Egr/＋；GMR - Gal4/＋)可被缺失 rpr, hid 和 grim(C, UAS - Egr/＋；GMR - Gal4/Df(3L)H99),过表达 DIAP1(D, UAS - Egr/＋；GMR - Gal4/UAS - DIAP1),过表达负显型的 DRONC(E, UAS - Egr/＋；GMR - Gal4/UAS - DRONC^DN)部分抑制。而 GMR＞Hep^CA 诱导的小眼表型(F, GMR - Gal4 UAS - Hep^CA/＋)却不能被缺失 rpr, hid 和 grim(G, GMR - Gal4 UAS - Hep^CA/Df(3L)H99),过表达 DIAP1(H, GMR - Gal4 UAS - Hep^CA/UAS - DIAP1),过表达负显型的 DRONC(I, GMR - Gal4 UAS - Hep^CA/UAS - DRONC^DN)所抑制。

(J—M) 光学显微镜 3 龄幼虫眼成虫盘 X - Gal 染色图片。眼成虫盘中过表达 Egr 能够激活 hid(J, GMR - Gal4 UAS - Egr/W^05014)以及 rpr(K, rpr - lacZ/＋；GMR - Gal4 UAS - Egr/＋)的转录。过表达 Hep^CA 不能激活 hid(L, GMR - Gal4 UAS - Hep^CA/W^05014)以及 rpr(M, rpr - lacZ/＋；GMR - Gal4 UAS - Egr/＋)的转录。

(Drosophila Nedd - 2 - like caspase)为果蝇中 caspase - 9 的同源物。

　　我们发现 Egr 引起的小眼表型能够被 H99,过表达 DIAP1 或过表达负显型(dominant negative)的 DRONC 所抑制(图 5 - 1 B—E),而 Hep^CA 引起的小眼表型则不能(图 5 - 1 F—I)。此外,与此相符的是我们发现过表达 Egr 能够激活 hid 及 rpr 的转录(图 5 - 1 J—K),过表达 Hep^CA 却不能(图 5 - 1 L—M)。我们进一步发现 Egr 对于 rpr 的激活在 dTAK1 纯和突变体及过表达 Puc 的情况下仍然可被检测到(图 5 - 2

F—H），表明 JNK 信号通路对于 Egr 诱导的 rpr 活化并非必需。最后我们的实验证据还显示 Egr 引起的细胞死亡并不完全依赖于 JNK 通路，因为这个小眼表型并不能被 dTRAF2，dTAK1 纯和突变或过表达 Puc 及负显型 Bsk（Bsk^{DN}）完全抑制（图 5 - 2 A—E），进一步证明 dTRAF2 - dTAK1 - Hep - Bsk 通路并不是 Egr 下游唯一的细胞死亡调节信号。

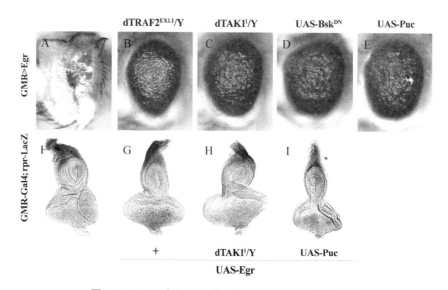

图 5 - 2　Egr 诱导 JNK 非依赖的细胞死亡及 rpr 激活

（A—E）光学显微镜果蝇成虫眼部图片。在眼部很强的表达 Egr(Egr^{KB})诱发的小眼表型（A, GMR - Gal4 UAS - Egr^{KB}/＋）不能被 dTRAF2 纯和突变(B, dTRAF2$^{EX1.1}$/Y; GMR - Gal4 UAS - Egr^{KB}/＋),dTAK1 的纯和突变(C, dTAK1^1/Y; GMR - Gal4 UAS - Egr^{KB}/＋),过表达负显型 Bsk(D, GMR - Gal4 UAS - Egr^{KB}/UAS - Bsk^{DN})或过表达 Puc(E, GMR - Gal4 UAS - Egr^{KB}/UAS - Puc)完全抑制。

（F—I）光学显微镜 3 龄幼虫眼成虫盘 X - Gal 染色图片。与对照相比(F, GMR - Gal4/＋; rpr - LacZ/＋),Egr 诱导的 rpr 激活(G, GMR - Gal4 UAS - Egr/＋; rpr - LacZ/＋)不能被 dTAK1 纯和突变(H, dTAK1^1/Y; GMR - Gal4 UAS - Egr/＋; rpr - LacZ/＋)或过表达 Puc(I, GMR - Gal4 UAS - Egr/＋; rpr - LacZ/UAS - Puc)所抑制。

　　综合以上实验结果，我们认为 Egr 下游存在着两条独立的通路，一条是 JNK 信号通路依赖的，而另外一条则是 caspase 依赖的。

5.2　nopo 对于 Egr 诱导的细胞死亡是必需的

　　我们利用染色体缺失片段对 GMR＞Egr 小眼表型进行了遗传筛选,并把一个抑制基因定位在 2 号染色体右臂的 55B12 与 55C1 之间,这个区域被两个缺失片段 Df(2R)Exel7153 与 Df(2R)BSC337 同时覆盖(图 5-3 A),这两个缺失片段都可以微弱地抑制 GMR＞Egr 诱

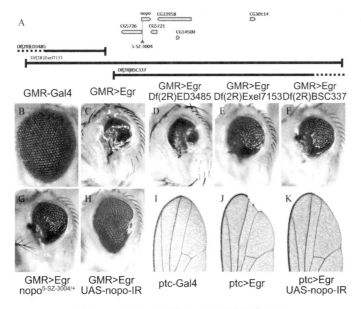

图 5-3　NOPO 调控 Egr 诱导的细胞死亡

(A) nopo 附近基因及示意图。P 因子 5-SZ-3004 及 3 个染色体缺失片段 Df(2R)ED3485,Df(2R)Exel7153 和 Df(2R)BSC33 被分别标出。

(B—H) 光学显微镜果蝇成虫眼部图片。与对照相比(B, GMR-Gal4/＋),在眼部过表达 Egr 产生的小眼表型(C, UAS-Egr/＋;GMR-Gal4/＋)不能被染色体缺失片段 Df(2R)ED3485 抑制(D, UAS-Egr/＋;GMR-Gal4/Df(2R)ED3485),可以被 Df(2R)Exel7153(E, UAS-Egr/＋;GMR-Gal4/Df(2R)Exel7153),Df(2R)BSC 33(F, UAS-Egr/＋;GMR-Gal4/Df(2R)Exel7153)及 nopo 的突变体(G, UAS-Egr/nopo[5-SZ-3004];GMR-Gal4/＋)和 nopo RNAi(H, UAS-Egr/＋;GMR-Gal4/UAS-nopo-IR)部分抑制。

(I—K) 光学显微镜果蝇成体翅膀图片。与对照相比(I, ptc-Gal4/＋),Egr 过表达引起的翅脉丢失表型(J, ptc-Gal4 UAS-Egr/＋)可被 nopo 的 RNAi 抑制(K, ptc-Gal4 UAS-Egr/UAS-nopo-IR)。

导的小眼表型(图5-3 E—F),而缺失其相邻片段却不能产生抑制效果(图5-3 D),表明该区域中存在着调控基因。在对该区域分析后发现其总共包括了6个基因,其中包括nopo,它编码了果蝇中TRIP这一 E3 泛素连接酶的同源物[66]。我们进一步发现突变内源性的nopo或者表达nopo的RNAi都能部分抑制 GMR>Egr 的小眼表型(图5-3 G,H),却不能抑制 GMR>Hep^{CA}引起的细胞死亡(未显示),证明 nopo 对于 Egr 诱导的细胞死亡调控是位于 Hep 上游或与其平行。

接着我们又在果蝇翅膀中进一步验证了 nopo 与 Egr 的遗传学关系。在 ptc 启动子驱使下沿着翅成虫盘前后轴过表达 Egr 能够产生成虫翅缺口表型(图5-3 I,J),该表型同样可以被 nopo 的下调抑制(图5-3 K)。以上实验结果表明 nopo 对于 Egr 诱导的细胞死亡是必需的。

5.3 NOPO 诱导 caspase 介导的 JNK 信号非依赖的细胞死亡

为了进一步研究 NOPO 如何调控 Egr 诱导的细胞死亡,我们在眼或翅成虫盘中特异性地表达了 NOPO,GMR>NOPO 表现出粗糙的小眼表型(图5-4 A,B),而我们用吖啶橙(acridine orange,AO)染色的结果显示这个表型可能是由于细胞死亡导致的,因为在形态发生沟后部出现了大量的细胞死亡(图5-4 C,D)。此外,我们用翅膀特异的scalloped-Gal4(sd-Gal4)表达 NOPO 也得到了类似的结果,AO 染色的结果证明在翅膀中 NOPO 过表达同样促进细胞死亡的发生(图5-4 G,H),导致成虫翅膀变小并且出现边缘翅脉丢失的表型(图5-4 E,F)。

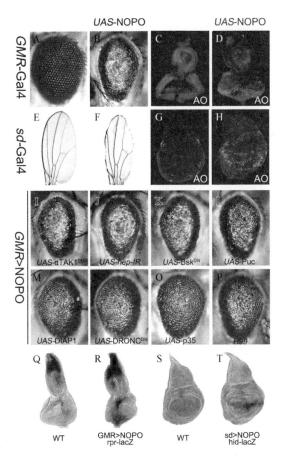

图 5-4 过表达 NOPO 诱导 caspase 介导的,JNK 非依赖的细胞死亡(见彩图 5)

(A—H) 过表达 NOPO 促进细胞死亡。与对照的果蝇成虫眼睛(A, GMR-Gal4/+)或翅膀(E, sd-Gal4/+)相比,用 GMR-Gal4 或 sd-Gal4 过表达 NOPO 会分别导致粗糙小眼(B, UAS-NOPO/+;GMR-Gal4/+)和翅膀变小及翅脉边缘丢失的表型(F, sd-Gla4/UAS-NOPO)。同时也会诱导发育过程中眼成虫盘(C, GMR-Gal4/+. D, UAS-NOPO/+;GMR-Gal4/+)以及翅成虫盘(G, sd-Gal4/+. H, sd-Gla4/UAS-NOPO)大量细胞死亡。

(I—P) 光学显微镜果蝇成虫眼部图片。GMR>NOPO 诱导的眼部表型不能被过表达 dTAK1 的负显型(I, UAS-NOPO/+;GMR-Gal4/UAS-dTAK1DN),hep 的 RNAi(J, UAS-NOPO/+;GMR-Gal4/UAS-hep-IR),Bsk 的负显型(K, UAS-NOPO/+;GMR-Gal4/UAS-BskDN)或 Puc(L, UAS-NOPO/+;GMR-Gal4/UAS-Puc)抑制;但却可以被过表达 DIAP1(M, UAS-NOPO/+;GMR-Gal4/UAS-DIAP1),负显型的 DRONC(N, UAS-NOPO/+;GMR-Gal4/UAS-DRONCDN),p35(O, UAS-NOPO/+;GMR-Gal4/UAS-p35)或 H99(P, UAS-NOPO/+;GMR-Gal4/Df(3L)H99)抑制。

(Q—T) 光学显微镜 3 龄幼虫眼成虫盘和翅成虫盘 X-Gal 染色图片。过表达 NOPO 能够激活 rpr 及 hid 在体内的转录。基因型:Q, rpr-lacZ/+;GMR-Gal4/+. R, UAS-NOPO/+;rpr-lacZ/+;GMR-Gal4/+. S, sd-Gal4/W05014. T, UAS-NOPO/+;sd-Gal4/W05014。

然后我们利用 GMR＞NOPO 产生的小眼表型研究 NOPO 与 Egr 下游两条调控细胞死亡的信号通路(JNK 和 caspase)之间的遗传学关系。我们发现 GMR＞NOPO 表型不能被过表达 dTAK1[DN]，hep RNAi，Bsk[DN]或 Puc 所抑制(图 5 - 4 I—L)。相反地，这个表型可以被下调 caspase 活性很好地抑制，包括过表达能抑制起始 caspase 活性的 DIAP1，DORNC[DN]或能够抑制效应 caspase 的 p35(图 5 - 4 M—O)。

5.4 NOPO 能激活 rpr 及 hid 的转录

rpr，hid 以及 grim 这 3 个紧密相连的基因调控了果蝇发育过程中大部分细胞凋亡过程[113,114]。我们发现下调其表达能够显著性地抑制 GMR＞NOPO 引起的小眼表型(图 5 - 4 P)，表明它们参与了 NOPO 诱导的细胞死亡调节。与此相符的是，过表达 NOPO 则能够分别在眼以及翅成虫盘中激活 rpr 及 hid 的转录(图 5 - 4 Q—T)，而我们 qRT - PCR 的结果也进一步证实在 GMR＞NOPO 成虫眼中 rpr 的转录水平显著升高(图 5 - 5)。以上实验结果表明 NOPO 通过激活 rpr 及 hid 的转录，从而调控了 Egr 诱导的 caspase 活化。

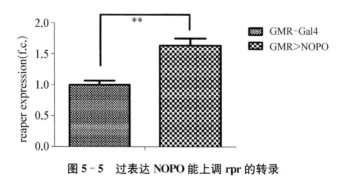

图 5 - 5　过表达 NOPO 能上调 rpr 的转录

NOPO 的表达导致 rpr 转录水平显著上升。Values represent mean±SEM. $p < 0.01$，n＝30。

5.5　Bendless 和 dUev1a 调控
NOPO 诱导的细胞死亡

　　研究人员在酵母双杂交实验中发现 NOPO 能与 Ben 发生相互作用[66,115]，并有研究者发现 Ben 能与 dUev1a 形成有功能的异源二聚体，与 NOPO 相互作用形成 E2—E3 复合物调控早期胚胎发育过程中基因组整合性[66,99]。与这种相互作用关系相符的是，我们发现下调 ben 或者 dUev1a 表达都非常好地抑制了 GMR＞NOPO 诱导的眼部凋亡表型（图 5 - 6 A—D），表明过表达 NOPO 产生的生理学功能的确依赖于内源性的 Ben 和 dUev1a。此外，我们还发现尽管单独过表达 Ben 或

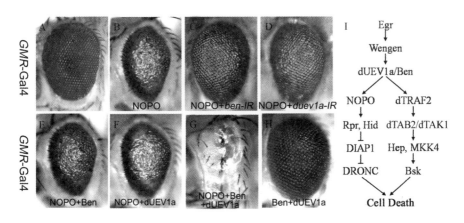

图 5 - 6　Ben 和 dUev1a 调控了 NOPO 诱导的细胞凋亡

（A—H）光学显微镜果蝇成虫眼部图片。与对照相比（A, GMR - Gal4/＋），NOPO 诱导的细胞凋亡（B, UAS - NOPO/＋；GMR - Gal4/＋）可以被表达 ben 的 RNAi（UAS - NOPO/＋；GMR - Gal4/UAS - ben - IR）或者 dUev1a 的 RNAi（UAS - NOPO/＋；GMR - Gal4/UAS - duev1a - IR）所抑制。在 GMR＞NOPO 的基础上过表达 Ben 或 dUev1a 都不能增强其凋亡表型（E, UAS - NOPO/＋；UAS - Ben/＋；GMR - Gal4/＋. F, UAS - NOPO/＋；GMR - Gal4/UAS - dUev1a），而同时表达 Ben/dUev1a 则能显著性地增强 NOPO 过表达表型（G, UAS - NOPO/＋；UAS - Ben/＋；GMR - Gal4/UAS - dUev1a）。（I）NOPO 调控 Egr 诱导细胞死亡的模式图。

dUev1a 不能显著性地增强 GMR>NOPO 的小眼表型(图 5 - 6 E，F)，但当 Ben/dUev1a 复合物与 NOPO 同时表达时，则可以导致眼睛的完全缺失(图 5 - 6 G)，而表达 Ben/dUev1a 复合物本身并不会产生明显表型(图 5 - 6 H)。

我们前面研究结果表明 Ben 与 dUev1a 都能调节果蝇体内 Egr 诱导的，JNK 通路依赖的细胞死亡(详见第 4 章)。综合以上实验结果，我们提出了 TNF 诱导细胞死亡的新模型：Ben/dUev1a 这一 E2 复合物作为体内调控细胞死亡的开关，通过选择不同的 E3 底物，NOPO 或者 dTRAF2，从而将 Egr 诱导的死亡信号分至两条不同的途径中去，一条由 dTRAF2 - JNK 介导，另一条则由 NOPO-caspase 介导(图 5 - 6 I)。

5.6　本　章　小　结

我们的实验结果证明果蝇体内 Egr 诱导的细胞凋亡由两条信号通路介导，一条是 caspase 通路，另一条则是 dTRAF2 - JNK 信号通路。我们通过遗传筛选发现 nopo 参与了 Egr 诱导的细胞凋亡，其机制是通过上调 rpr 及 hid 的表达进而特异性地调控 caspase 的活性。我们进一步发现 Ben/dUev1a 泛素结合酶复合物是将 Egr 死亡信号分选至下游两条不同通路的关键调节者，这是通过选择不同的泛素连接酶底物实现的。

第6章

Src42A 通过 Ben/dUev1a 调控 JNK 介导的细胞迁移和细胞死亡

Src 是最早被发现的癌基因,编码一类非受体酪氨酸蛋白激酶[116,117]。Src 家族在哺乳动物中有 9 个成员,而在果蝇基因组中只编码 2 个同源物,分别为 Src42A 及 Src64B[118-120]。Src42A 与 Src64B 在调控背部闭合以及气管形态发生过程中存在功能上的冗余性[121,122]。最近研究发现通过表达 p35 抑制 Src64B 诱导的细胞死亡能够引发 JNK 信号通路依赖的过度增殖以及 Yorkie(Yki)下游基因的表达[123],而用诱导克隆的方法过表达 Src64B,则会导致非自主(non-autonomous)的增殖,这同样依赖于 JNK 信号通路[124]。与其促进肿瘤细胞迁移功能类似的是,Ross Cagan 及其同事发现在果蝇翅成虫盘中下调 Src 抑制蛋白 Csk 的表达能够诱导 JNK 信号通路介导的细胞迁移发生[107]。尽管以上实验证据表明 Src 能够调控肿瘤发生发展,但对于 Src 是否能直接调节肿瘤细胞迁移以及其潜在作用机制仍不明了。

6.1 Src42A 调控肿瘤侵袭及细胞迁移

为了验证 src42A 是否参与了肿瘤细胞迁移的调控,我们首先检测了

src42A 下调对 lgl‐Ras 肿瘤迁移的影响。突变细胞极性基因 lgl 的同时过表达 Ras^{V12} 能诱导肿瘤发生并向腹部神经节(VNC)产生迁移与侵袭(图 6‐1 A),幼虫期延长,不能形成蛹(未显示)。这些表型均能够被过表达 Puc 所抑制(图 6‐1 B,未显示)。我们发现在 lgl‐Ras 基础上过表达 src42A 的 RNAi 能够显著抑制肿瘤细胞的侵袭(图 6‐2 C),并且部分幼虫能活到蛹期(未显示),而肿瘤的大小并无显著改变(对比图 6‐1 A 和 C)。

为了进一步证明 Src42A 也调控了果蝇中其他类型的细胞迁移,我们用翅成虫盘模型进行了验证。与之前结果相符,在 ptc 启动子作用下沿着前后轴下调 scrib 表达能够诱导细胞迁移发生,并伴随着大量的 MMP1 激活(图 6‐1 E),在此基础上下调 src42A 不但抑制了细胞向成虫盘后部的迁移,而且阻断了 MMP1 的激活(图 6‐1 F)。以上实验证据表明 Src42A 对于果蝇眼成虫盘 lgl‐Ras 协同作用诱导的肿瘤细胞迁移及翅成虫盘中极性基因缺失导致的细胞迁移都是必需的。

6.2 Src42A 通过 Ben/dUev1a 调控 JNK 介导的细胞迁移

为了进一步研究 Src42A 在调控细胞迁移方面的作用,我们沿着成虫盘前后轴过表达 Src42A,发现导致很强的细胞迁移表型及 MMP1 的大量表达(图 6‐2 B)。为了验证这种迁移的确是由于 Src 的活化而并非其细胞死亡所致,我们在表达 Src42A 的同时过表达 p35 来抑制细胞凋亡的发生,结果发现过表达 p35 不会抑制迁移的发生,这些"不死"的细胞仍会向成虫盘后部迁移(图 6‐2 D‴),同时会导致 ptc 表达区域的增宽及 MMP1 表达的加强(图 6‐2 D),表明这种细胞迁移是由于 Src 活化而直接导致,并非细胞死亡产生的次生结果。

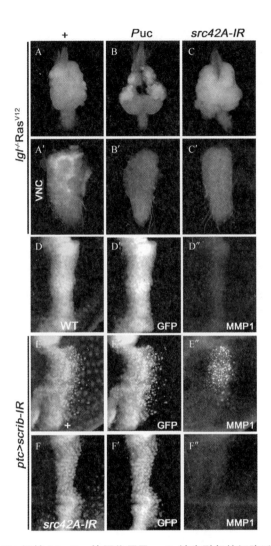

图 6 - 1　Src42A 调控 lgl‑Ras 协同作用及 scrib 缺失引起的细胞迁移（见彩图 6）

（A—C）荧光显微镜 3 龄幼虫眼成虫盘及腹部神经节（VNC）图片，GFP 标记克隆。Ras^V12 /
lgl^−/−诱导的肿瘤细胞侵袭（A′）可以被过表达 Puc(B′)或下调 src42A(C′)抑制。

（D—F）荧光显微镜 3 龄幼虫翅成虫盘抗体免疫染色图片。与对照相比（D，ptc‑Gal4
UAS‑GFP/＋），沿着翅成虫盘前后轴过表达 scrib RNAi 产生的细胞迁移及 MMP1 的激
活表型（E，ptc‑Gal4 UAS‑GFP/UAS‑scrib‑IR）可以被 src42A 下调（F，ptc‑Gal4
UAS‑GFP/UAS‑scrib‑IR；UAS‑src42A‑IR/＋）抑制。

（A，A′）y w，ey‑Flp/＋；tub‑Gal80，FRT40A/lgl⁴ FRT40A UAS‑Ras^V12；Act＞y⁺＞
Gal4，UAS‑GFP/＋(B，B′) y w，ey‑Flp/＋；tub‑Gal80，FRT40A/lgl⁴ FRT40A UAS‑
Ras^V12；Act＞y⁺＞Gal4，UAS‑GFP/UAS‑Puc (C，C′) y w，ey‑Flp/＋；tub‑Gal80，
FRT40A/lgl⁴ FRT40A UAS‑Ras^V12；Act＞y⁺＞Gal4，UAS‑GFP/UAS‑src42A‑IR。

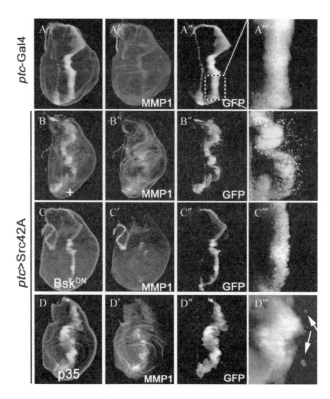

图 6 - 2　Src42A 过表达诱导 JNK 依赖的细胞迁移（见彩图 7）

(A—C) 荧光显微镜 3 龄幼虫翅成虫盘抗体免疫染色图片。与对照相比(D, ptc - Gal4 UAS - GFP/+)，沿着翅成虫盘前后轴过表达 Src42A 产生的细胞迁移及 MMP1 的激活表型(B, ptc - Gal4 UAS - GFP/+；UAS - Src42A/+) 可以被过表达 Bsk[DN]下调(F, ptc - Gal4 UAS - GFP/+；UAS - Src42A/UAS - Bsk[DN])抑制。同时表达 Src42A 以及 p35 导致 ptc 表达区域增宽，MMP1 表达量增加，并伴随细胞向后部的迁移(D, ptc - Gal4 UAS - GFP/+；UAS - Src42A/UAS - p35)。

　　JNK 信号通路的紊乱与癌症发生密切相关，其活化会促进多种果蝇肿瘤模型中细胞迁移的发生[107,125-127]。我们发现 ptc＞Src42A 诱导的迁移表型可以被过表达 Bsk 的负显型很好地抑制（图 6 - 2 C），表明 Src42A 的迁移表型需要 JNK 信号。接下来我们对 Src42A 与 JNK 信号通路成员做了遗传学上位性分析（epistasis analysis），发现 ptc＞ Src42A 迁移表型能够被下调 Hep，dTAK1，以及 dTRAF2 所抑制（图 6 - 3 C）。

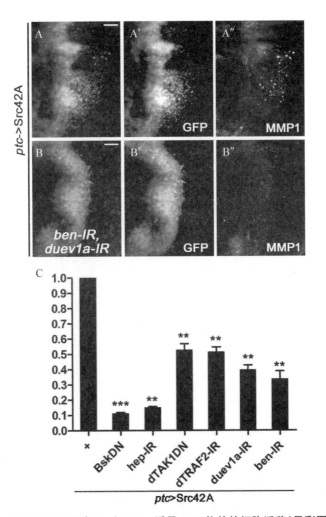

图 6-3　Src42A 通过 Ben/dUev1a 诱导 JNK 依赖的细胞迁移(见彩图 8)

(A—B) 荧光显微镜 3 龄幼虫翅成虫盘抗体免疫染色图片。过表达 Src42A 诱导的细胞迁移及 MMP1 激活(A, ptc-Gal4 UAS-GFP/+; UAS-Src42A/+)能够被同时下调 ben 和 dUev1a 表 达所抑制(B, ptc-Gal4 UAS-GFP/+; UAS-Src42A/UAS-ben-IR, UAS-dUev1a-IR)。 (C) Src42A 诱导细胞迁移数据统计图。P 值由 t 检验算出,表示平均值+S. D. , n>30,(＊＊＊P< 0. 001, ＊＊P<0. 01)。

　　而我们前面研究表明 Ben/dUev1a E2 复合物调控了果蝇体内 JNK 信 号通路介导的细胞迁移及死亡。于是我们检测了 Ben/dUev1a 与 Src42A 之间的关系,结果显示 Src42A 过表达引起的迁移及 MMP1 表达都能够被下调 ben,dUev1a 或同时下调两者所抑制(图 6-3 B,C)。我们前面结果显示 Ben/dUev1a 的表达能够激活 JNK 下游报告基因 puc 的转录(图 4-8 C),与此相符的是,我们发现沿着前后轴过表达 Ben/dUev1a 能够产生微弱的细胞迁移表型,并激活 MMP1 表达(图6-4 B,D),而在此基础上去掉一份内源性的 puc 则能够进一步增强迁移表型(图 6-4 C),表明

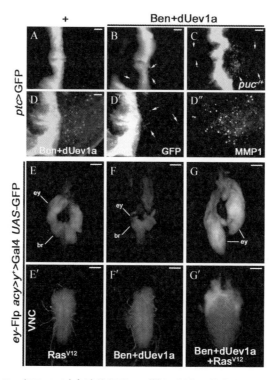

图 6-4　Ben/dUev1a 过表达能促进 Ras^V12 细胞增殖并产生迁移(见彩图 9)

(A—D) 荧光显微镜 3 龄幼虫翅成虫盘抗体免疫染色图片。与对照相比(A, ptc-Gal4 UAS-GFP/＋),过表达 Ben/dUev1a 产生的迁移表型(B, ptc-Gal4 UAS-GFP/UAS-Ben^T8; UAS-dUev1a/＋)可被 puc 的突变体增强(C, ptc-Gal4 UAS-GFP/UAS-Ben^T8; UAS-dUev1a/puc^E69)。

(E—G) 荧光显微镜 3 龄幼虫眼成虫盘及腹部神经节(VNC)图片,GFP 标记克隆。Ras^V12 过表达克隆可微弱的诱导生长(E),但不会迁移到 NVC(E′);过表达 Ben 和 dUev1a 的克隆既不会增殖(F)也不会产生迁移(F′);当 Ben 和 dUev1a 与 Ras^V12 同时表达时,不但能够诱导肿瘤产生(G),并且肿瘤细胞会向 VNC 迁移(G′)。

(E) ey-Flp, Act>y^+>Gal4, UAS-GFP/＋; UAS-Ras^V12/＋。

(F) ey-Flp, Act>y^+>Gal4, UAS-GFP/UAS-Ben^T8; UAS-dUev1a/＋。

(G) ey-Flp, Act>y^+>Gal4, UAS-GFP/UAS-Ben^T8; UAS-Ras^V12/UAS-dUev1a。

Ben/dUev1a 能够激活 JNK 依赖的细胞迁移发生。

以上实验结果表明 Ben/dUev1a 对于 Src42A 诱导的,JNK 依赖的细胞迁移发生既是必需的也是充分的。

6.3　Ben/dUev1a 能与 Ras^{V12} 协同作用诱导肿瘤发生及迁移

细胞极性的缺失或细胞形态调节基因的活化都能诱导 JNK 依赖的迁移发生,并能与 Ras^{V12} 协同作用导致肿瘤发生并迁移[41,48]。我们前面结果显示 Ben/dUev1a 能够激活 JNK 依赖的迁移发生,于是我们猜测 Ben/dUev1a 能与 Ras^{V12} 一同作用促进肿瘤发生。我们发现与之前研究结果相符,单独过表达 Ras^{V12} 会诱导微弱增殖,当不会产生迁移(图 6 - 4 E, E′)[17]。同样的,过表达 Ben/dUev1a 也不会诱导肿瘤发生及或迁移表型(图 6 - 4 F, F′)。当 Ben/dUev1a 与 Ras^{V12} 共同表达时,眼成虫盘会中形成较大肿瘤并向腹部神经节产生迁移(图 6 - 4 G, G′),表明 Ben/dUev1a 能与 Ras^{V12} 协同作用诱导肿瘤发生及迁移。

6.4　Src42A 过表达能激活 JNK 信号通路

接下来为了检测 Src42A 过表达能够激活 JNK 信号通路,我们检测了体内 JNK 磷酸化水平及 puc 表达。我们发现在翅成虫盘中过表达 Src42A 能导致 JNK 磷酸化和 puc 的转录水平的显著上升(图 6 - 5 B, D)。此外,在 GMR 启动子的驱使下,在眼成虫盘中过表达 Src42A 同样能够激活 puc 转录(图 6 - 5 F),表明 Src42A 能激活体内 JNK 信号通路。

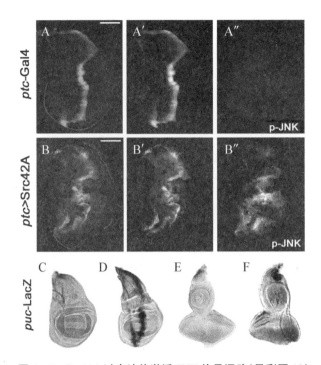

图 6-5　Src42A 过表达能激活 JNK 信号通路(见彩图 10)

(A—B) 荧光显微镜 3 龄幼虫翅成虫盘抗体免疫染色图片。与对照相比(A, ptc-Gal4 UAS-GFP/＋),过表达 Src42A 可以诱导很强的 JNK 磷酸化(B, ptc-Gal4 UAS-GFP/＋; UAS-Src42A/＋)。

(C—F) 光学显微镜 3 龄幼虫成虫盘 X-Gal 染色图片。与对照相比(C, ptc-Gal4/＋; puc^E69/＋。 E, GMR-Gal4/puc^E69),过表达 Src42A 可以激活 puc 转录(D, ptc-Gal4/＋; puc^E69/UAS-Src42A。 F, GMR-Gal4, UAS-Src42A/puc^E69)。

6.5　Src42A 诱导 JNK 依赖的眼部细胞死亡

　　除了能够调控肿瘤侵袭和细胞迁移外,我们与他人[48,67]还发现 Src42A 过表达能够诱导细胞死亡(图 6-6 J)并产生与 JNK 信号通路上调类似的小眼表型(图 6-6 B)。与我们前面研究细胞迁移时得到的遗传学关系相同,GMR＞Src42A 诱导的小眼表型能够被下调 ben, dUev1a 及下游的 JNK 信号通路成分所抑制(图 6 - 6 C—G)。

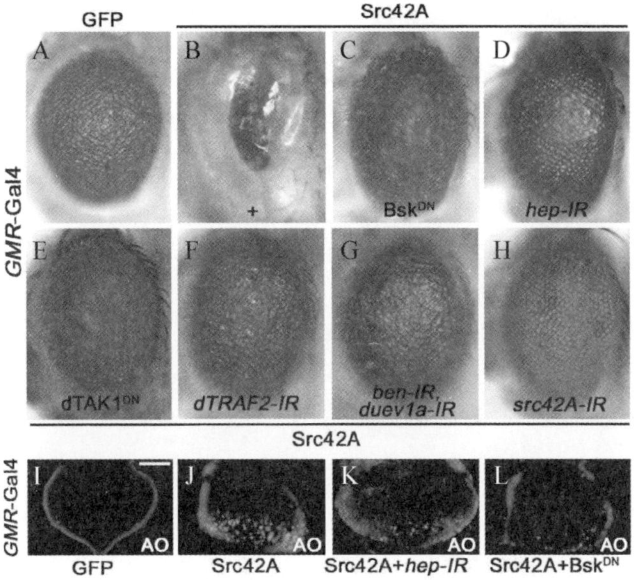

图 6 - 6 Src42A 过表达能激活 JNK 信号通路(见彩图 11)

(A—H) 光学显微镜果蝇成虫眼部图片。与对照相比(A, UAS - GFP/+; GMR - Gal4/+), Src42A 诱导的小眼表型(B, GMR - Gal4, UAS - Src42A/+)可以被过表达 Bsk^{DN}(C, GMR - Gal4, UAS - Src42A/UAS - Bsk^{DN}), 下调 hep(D, GMR - Gal4, UAS - Src42A/UAS - hep - IR), 下调 dTAK1 (E, GMR - Gal4, UAS - Src42A/UAS - dTAK1^{DN}), 下调 dTRAF2(F, GMR - Gal4, UAS - Src42A/UAS - dTRAF2 - IR), 同时下调 ben 与 dUev1a(G, GMR - Gal4, UAS - Src42A/UAS - ben - IR, UAS - dUev1a - IR)及表达 src42A RNAi(H, GMR - Gal4, UAS - Src42A/UAS - src42A - IR)所抑制。
(I—L) 荧光显微镜 3 龄幼虫眼成虫盘 AO 染色图片。与对照相比(I), 眼部过表达 Src42A 诱导的细胞死亡(J)能够被过表达 hep RNAi(K)或 Bsk^{DN}所抑制(L)。

6.6 Ben/dUev1a 在生理功能上对 Src42A 是必需的

此外, Src42A 还参与了发育过程中 JNK 信号通路介导的背部闭合过程[121]。与此相符的是, 在 3 龄幼虫翅成虫盘背处可检测到 JNK 信号的激活(检测 puc 表达)(图 6 - 7 A)[128]。在 pnr 启动子的作用下下调 src42A 表达能够降低成虫盘背处 puc 表达(图 6 - 7 B)并产生与 JNK 信号通路下调类似的背部裂缝的表型(图 6 - 7 D)[119]。这个裂缝表型能够被去除一份内源的 puc(图 6 - 7 F),过表达野生型 Hep(Hep^WT)(图 6 - 7 H)以及过同时表达 Ben 与 dUev1a(图 6 - 7 J)部分挽救。这些实验结果表明 Ben/dUev1a 复合物对于内源性的 Src42A 对背部发育过程的调节中也是需要的。

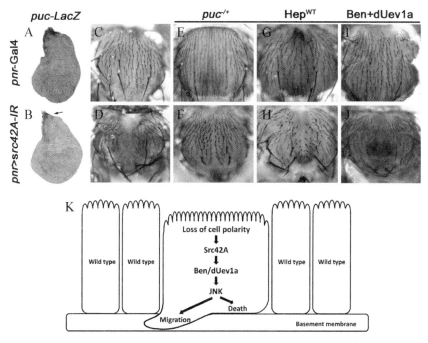

图 6 - 7　Src42A 下调诱导 JNK 信号通路依赖的背部裂缝缺陷

(A—B) 光学显微镜 3 龄幼虫翅成虫盘 X - Gal 染色图片。与对照相比(A, pnr - Gal4, puc^E69/+),下调 src42A 表达能够降低背处 puc 转录(pnr - Gal4, puc^E69/UAS - src42A - IR)。

(C—J) 光学显微镜果蝇成体背部图片。src42A 缺失导致的背部裂缝表型(D, pnr - Gal4, UAS-src42A - IR/+)能够被去除一份拷贝 puc(F, pnr - Gal4, puc^E69/UAS - src42A - IR),过表达 HepWT(H, UAS - Hep^WT/+; pnr - Gal4, UAS - src42A - IR/+)或同时过表达 Ben 与 dUev1a(J, UAS - Ben^T8/+; pnr - Gal4, UAS - src42A - IR/UAS - dUev1a)所挽救。而 puc 缺失,Hep 以及 Ben/dUev1a 过表达本身不会产生明显表型(分别为 E, G, I)。

6.7　本 章 小 结

我们的研究结果表明 Src42A 是果蝇体内 lgl - Ras 及细胞极性缺失引起的细胞迁移的重要调控基因,而进一步的遗传学证据表明 Ben/dUev1a 位于 Src42A 下游,调控了 Src42A 诱导的,JNK 信号通路依赖的细胞迁移及死亡过程(图 6 - 7 K)。此外,过表达 Ben/dUev1a 能与 Ras^{V12} 一起协同作用,在眼成虫盘中诱导肿瘤发生并产生迁移,表明 Ben/dUev1a 也有促进肿瘤发生发展的功能。我们实验结果提供了 Src 活化与 Ben/dUev1a - JNK 信号通路在调控细胞迁移与细胞死亡的遗传学证据,为哺乳动物中与 Src 相关的癌症研究和治疗提供了有用信息。

第7章

Myc 抑制 JNK 信号通路介导的细胞迁移

癌基因 myc 在 50% 的人类癌症中及 25% 乳腺癌中有很高表达[129]。它编码的转录因子 Myc 调控了包括生存、增殖、分化和基因组稳定性等众多与癌症发生发展密切相关的生理活动[130]。尽管大量研究证据表明 Myc 在调控肿瘤发生方面发挥着重要作用[131]，但人们对于 Myc 能否直接调控肿瘤细胞侵袭和迁移及调控的分子机制仍存在很大争议。虽然许多对 Myc 过表达(gain of function)及功能失活(loss of function)的研究结果显示 Myc 能够通过 micro RNA miR－9 或 RhoA 进行转录调控进而促进细胞迁移的发生[132-134]，而 myc 在 MDA－MB－231 乳腺癌细胞系中的缺失则能够阻断迁移的发生[135]；与此相反的是，研究人员发现 Myc 过表达也可以阻碍细胞侵袭的发生及抑制受伤后的组织愈合[136,137]，而最近，Bishop 与其同事更是发现 Myc 的过表达能够通过抑制整联蛋白 αν 与 β₃ 的转录阻止细胞迁移的发生，表明 Myc 也有可能抑制癌症发生作用[138]。鉴于癌症的转移才是癌症致死的罪魁祸首[11]，因此阐明 Myc 在调控肿瘤细胞迁移的功能与分子机制对于与 Myc 相关的癌症治疗的重要性也是不言而喻。

近年来研究表明果蝇可以作为研究癌症发生发展机制的有力工具，并且用果蝇研究 Myc 调控细胞迁移的机制包括以下几点优势：首先，果蝇的基因组中只编码一个 myc 基因，这减少了研究的冗余性及复杂性；其次，Myc 蛋白从果蝇到人类高度保守，并且 dMyc 与人类中同源物 cMyc 在功能上能够相互替代[139]；最后，果蝇中特有的强大遗传学工具使得我们更容易研究 myc 在体内的真实功能，因此我们决定用果蝇为模型对 Myc 调控肿瘤迁移及细胞运动的机制进行深入的研究。

7.1　体内过表达 Myc 可抑制 JNK 诱导的肿瘤细胞侵袭

为了验证癌基因 Myc 是否参与了肿瘤细胞侵袭与迁移的调控，我们首先检测了在 lgl - Ras 的基础上过表达 Myc 对肿瘤细胞侵袭的影响。过表达 RFP(红色荧光蛋白)不会对 lgl - Ras 细胞侵袭表型造成影响(图 7 - 1 B′, I)，而我们惊奇地发现过表达 dMyc 非但没有增强，反而很好地抑制了肿瘤细胞向腹部神经节(VNC)的侵袭(图 7 - 1 E′, I)，而肿瘤大小并无显著性的变化(图 7 - 1 E)。而过表达另外一个已知的癌基因 Yki 却不能抑制 lgl - Ras 的侵袭表型(图 7 - 1 C′, I)，证明 Myc 这一癌基因对于抑制肿瘤细胞侵袭的特异性。研究发现 Myc 能与 Max (MYC-associated protein X)形成异源二聚体复合物进而结合在 DNA 上调控基因的转录[140]。于是我们猜想是否 Max 也参与了果蝇体内肿瘤细胞侵袭的调控。

我们发现单独过表达 Max 不能抑制侵袭表型(图 7 - 1 D′, I)，但在表达 dMyc 的同时过表达 dMax 则可以完全抑制 lgl - Ras 向 VNC 的侵袭(图 7 - 1 F′, I)，表明 dMax 也参与了抑制肿瘤细胞侵袭的调控。鉴于 Myc 蛋白在进化上的高度保守性，我们接下来检测了过表达人类

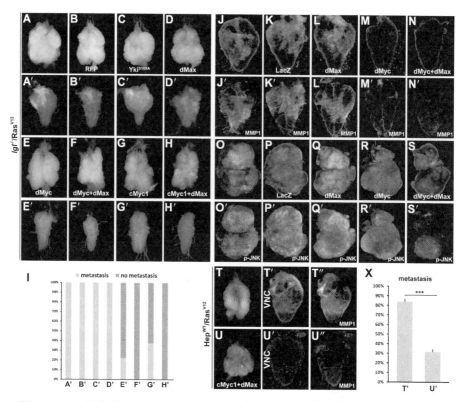

图 7 - 1　Myc 过表达抑制 lgl - Ras 及 Hep - Ras 协同作用诱导的肿瘤细胞迁移(见彩图 12)

(A—H) 荧光显微镜 3 龄幼虫眼成虫盘及腹部神经节(VNC)图片,GFP 标记克隆。Ras^V12/lgl—/— 诱导的肿瘤细胞侵袭(A′)不会被过表达 RFP(B′),Yki^S168A(C′)或 dMax(D′)抑制,可以被过表达 dMyc(E′),dMyc 和 dMax(F′),cMyc1(G′)或 cMyc1 和 dMax(H′)所抑制。(I) A′—H′肿瘤细胞迁移统计数据。

(J—N) 荧光显微镜 3 龄幼虫腹部神经节 MMP1 抗体染色图片,GFP 标记迁移的肿瘤细胞。Ras^V12/lgl—/— 诱导的 MMP1 激活(J′)不会被过表达 LacZ(K′)或 dMax(L′)抑制,可以被过表达 dMyc(M′),dMyc 和 dMax(N′)抑制。

(O—S) 荧光显微镜 3 龄幼虫眼成虫盘 p - JNK 抗体染色图片,GFP 标记迁移的肿瘤细胞。Ras^V12/lgl—/— 诱导的 JNK 磷酸化上调(J′)不会被过表达 LacZ(K′)或 dMax(L′)抑制,可以被过表达 dMyc(M′),dMyc 和 dMax(N′)抑制。

(T—U) 荧光显微镜 3 龄幼虫眼成虫盘(T, U)及 VNC 抗体染色(T′, U′)图片。Ras^V12/Hep^WT 诱导的肿瘤细胞迁移及 MMP1 激活(T′)可以被过表达 cMyc1 和 dMax(U′)抑制。(X)T′—U′肿瘤细胞迁移统计数据。P 值由 t 检验算出,表示平均值+S. D. , n>10,(* * * P<0.001)。

(A, J, O) y w , ey - Flp/+；tub - Gal80, FRT40A/lgl⁴ FRT40A UAS - Ras^V12；Act>y⁺>Gal4, UAS - GFP/+。(B) y w, ey - Flp/+；tub - Gal80, FRT40A/lgl⁴ FRT40A UAS - Ras^V12；Act>y⁺>Gal4, UAS - GFP/UAS - RFP (K, P) y w, ey - Flp/+；tub - Gal80, FRT40A/lgl⁴ FRT40A UAS - Ras^V12；Act>y⁺>Gal4, UAS - GFP/UAS - LacZ (C) y w, ey - Flp/+；tub - Gal80, FRT40A/lgl⁴ FRT40A UAS - Ras^V12；Act>y⁺>Gal4, UAS - GFP/UAS - Yki^S168A(D, L, Q) y w, ey - Flp/+；tub - Gal80, FRT40A/lgl⁴ FRT40A UAS - Ras^V12；Act>y⁺>Gal4, UAS - GFP/UAS - dMax (E, M, R) y w, ey - Flp/+；tub - Gal80, FRT40A/lgl⁴ FRT40A UAS - Ras^V12；Act>y⁺>Gal4, UAS - GFP/UAS - dMyc (F, N, S) y w, ey - Flp/+；tub - Gal80, FRT40A/lgl⁴ FRT40A UAS - Ras^V12；Act>y⁺>Gal4, UAS - GFP/UAS - dMyc, UAS - dMax (G) y w, ey - Flp/+；tub - Gal80, FRT40A/lgl⁴ FRT40A UAS - Ras^V12；Act>y⁺>Gal4, UAS - GFP/UAS - cMyc1 (H) y w, ey - Flp/+；tub - Gal80, FRT40A/lgl⁴ FRT40A UAS - Ras^V12；Act>y⁺>Gal4, UAS - GFP/UAS - cMyc1, UAS -dMax (T) ey - Flp, Act>y⁺>Gal4, UAS - GFP/UAS - Hep^WT；UAS - Ras^V12/+(U) ey - Flp, Act>y⁺>Gal4, UAS - GFP/UAS - Hep^WT；UAS - Ras^V12/UAS - cMyc1, UAS - dMax。

同源蛋白 cMyc 对 lgl‐Ras 肿瘤细胞侵袭的影响。结果显示过表达 cMyc1 也能够显著性地降低肿瘤细胞向 VNC 的侵袭(图 7‐1 G′, I),同时过表达 cMyc1 与 dMax 同样完全抑制了 lgl‐Ras 的侵袭表型(图 7‐1 H′, I)。

研究发现 lgl‐Ras 肿瘤细胞之所以有很强的侵袭能力是因为这些细胞中 MMP1 的表达量很高[70,126],而 MMP1 上调可以降解基膜(basement membrane)从而促果蝇体内进侵袭与迁移的发生。与我们之前结果相符的是,lgl‐Ras 腹部神经节中 MMP1 的激活不会因 dMax 过表达所影响,却可以被过表达 dMyc 或同时过表达 dMyc 与 dMax 所抑制(图 7‐1 J—N),表明 Myc 能够通过抑制 MMP1 的激活,从而影响了肿瘤细胞的侵袭。

而 MMP1 除了能够直接影响迁移发生外,也是 JNK 信号通路下游的报告基因[126],提示我们 Myc 有可能通过干扰 JNK 信号通路的活化进而抑制细胞迁移。于是我们直接检测了 JNK 磷酸化水平的改变。与之前研究结果相符[17],lgl‐Ras 眼成虫盘中的 JNK 磷酸化水平上升(图 7‐1 O′)可以被过表达 dMyc 与 dMax 显著性降低(图 7‐1 S′),证明 Myc 过表达能够抑制 JNK 通路的活化。

Ras^{V12}除了能与细胞极性基因突变协同作用外,还可与过表达 JNK 信号通路成员(如 Hep,Rho1,Rac1)共同诱导肿瘤发生及迁移[41,126]。同样的,我们发现过表达 Hep^{WT} 能与 Ras^{V12} 一起诱导肿瘤生成,向 VNC 产生迁移表型并伴随 MMP1 的激活(图 7‐1 T)。这种迁移同样可以被过表达 cMyc1 与 dMax 部分抑制(图 7‐1 U, X)。

综合以上实验结果,我们发现 Myc 过表达抑制了果蝇体内 lgl‐Ras 及 Hep‐Ras 协同作用诱导的肿瘤细胞侵袭,其可能的机制是通过抑制 JNK 信号通路的活化。

7.2　过表达 Myc 抑制 scrib 下调及　Hep 过表达诱导的细胞迁移

　　为了进一步验证 Myc 在果蝇体内过表达能够抑制细胞迁移,我们又用了另一个公认的果蝇翅成虫盘细胞迁移模型进行检测[36,56,106,125]。与前面的结果相同,用 ptc‐Gal4 沿成虫盘的前后轴特异性下调细胞极性基因 scrib 表达会激活 MMP1 的表达(图 7‐2 B″)并促使细胞向成虫盘后部迁移(图 7‐2 B′,O)。这些表型可以被 dMyc 和 cMyc1 的过表达所部分抑制(图 7‐2 D,F,O),而在此基础上再过表达 dMax 则可以更好地抑制迁移发生(图 7‐2 E′,G′,O)以及 MMP1 激活(图 7‐2 E″,G″),尽管单独过表达 dMax 不会对迁移表型产生影响(图 7‐2 C,O)。

　　此外,在 ptc‐Gal4 作用下过表达 JNK 上游激酶 Hep 也能够产生类

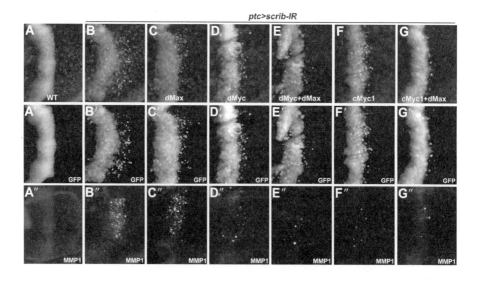

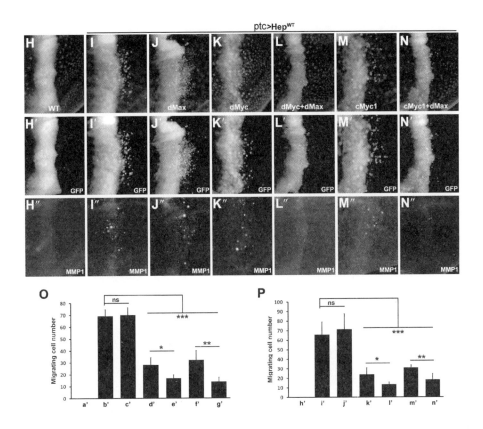

图 7‑2　**Myc 过表达抑制细胞极性基因缺失或 Hep 过表达引起的细胞迁移**（见彩图 13）

（A—N）荧光显微镜 3 龄幼虫翅成虫盘 MMP1 抗体染色图片。与对照相比（A，H，ptc‑Gal4 UAS‑GFP/+），scrib 下调（B，ptc‑Gal4 UAS‑GFP/UAS‑scrib‑IR）或者过表达 Hep^WT（I，ptc‑Gal4 UAS‑GFP/UAS‑Hep^WT）引起的细胞迁移表型及 MMP1 的激活不会被过表达 dMax 抑制（C，ptc‑Gal4 UAS‑GFP/UAS‑scrib‑IR；UAS‑dMax/+. J，ptc‑Gal4 UAS‑GFP/UAS‑Hep^WT；UAS‑dMax/+），可以被过表达 dMyc 及 cMyc1 部分抑制（D，ptc‑Gal4 UAS‑GFP/UAS‑scrib‑IR；UAS‑dMyc/+. F，ptc‑Gal4 UAS‑GFP/UAS‑scrib‑IR；UAS‑cMyc1/+. K，ptc‑Gal4 UAS‑GFP/UAS‑Hep^WT；UAS‑dMyc/+. M，ptc‑Gal4 UAS‑GFP/UAS‑Hep^WT；UAS‑cMyc1/+），而这种抑制效果可被同时过表达 dMax 进一步加强（E，ptc‑Gal4 UAS‑GFP/UAS‑scrib‑IR；UAS‑dMyc，UAS‑dMax/+. G，ptc‑Gal4 UAS‑GFP/UAS‑scrib‑IR；UAS‑cMyc1，UAS‑dMax/+. L，ptc‑Gal4 UAS‑GFP/UAS‑Hep^WT；UAS‑dMyc，UAS‑dMax/+. N，ptc‑Gal4 UAS‑GFP/UAS‑Hep^WT；UAS‑cMyc1，UAS‑dMax/+）。

（O—P）分别为 A′—G′ 及 H′—N′ 的细胞迁移统计数据。P 值由 t 检验算出，表示平均值 +S. D.，n>10，(＊＊＊P<0.001，＊＊P<0.01，ns，no significancy)。

似的迁移表型并同时伴随着 MMP1 的激活(图 7 - 2 I,P)。与前面的结果类似,过表达 dMyc 或者 cMyc1 也能够部分抑制该迁移表型(图 7 - 2 K,M,P),而同时过表达 dMyc+dMax 或者 cMyc1+dMax 则进一步抑制了 ptc>Hep^{WT}引起的细胞迁移及 MMP1 的激活(图 7 - 2 L,N,P)。

以上实验结果进一步证明了果蝇体内过表达 Myc 蛋白能够降低 MMP1 的表达并抑制细胞迁移的发生。

7.3 过表达 Myc 干扰内源性 JNK 介导的胸部闭合过程

果蝇发育过程中需要 JNK 信号来调控背部及胸部闭合过程,JNK 信号通路在背部特异性的下调会产生背部裂缝表型(图 7 - 3 B)。我们发现过表达 dMyc 与 cMyc1 产生了类似的表型(图 7 - 3 C,I),而在此基础上过表达 dMax 可以进一步增强裂缝表型(图 7 - 3 H,J),而单独过表达 dMax 不会产生明显表型(图 7 - 3 G),表明 Myc 与 Max 共同作用,参与了果蝇发育过程中胸部闭合过程的调节。此外,我们发现 pnr>dMyc 引起的裂缝表型可以被去除一份内源性的 JNK 进一步增强(图 7 - 3 D),相反地,过表达 JNK 或者 puc 的 RNAi 则能够部分挽救该表型(图 7 - 3 E,F)。

以上实验结果充分证明在果蝇体内过表达 dMyc/cMyc 能够抑制 JNK 信号通路介导的细胞运动过程,包括肿瘤细胞的侵袭,细胞迁移以及胸部闭合过程。

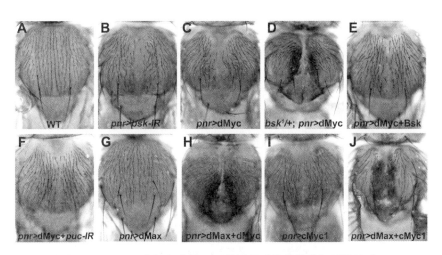

图 7 - 3　Myc 过表达诱导 JNK 信号通路依赖的背部裂缝缺陷

光学显微镜果蝇成体背部图片。与对照相比(A，pnr - Gal4/＋)，bsk 下调产生背部裂缝表型(B，pnr - Gal4/UAS - bsk - IR)。过表达 Myc 产生的裂缝表型(C，pnr - Gal4/UAS - dMyc)可以被 bsk 突变体增强(D，bsk¹/＋；pnr - Gal4/UAS - dMyc)，被过表达 Bsk 或 puc RANi 抑制(E，UAS - Bsk/＋；pnr - Gal4/UAS - dMyc F，UAS - puc - IR/＋；pnr - Gal4/UAS - dMyc)。过表达 dMax 可以增强 pnr＞dMyc 或者 pnr＞cMyc1 产生的背部裂缝表型(H，pnr - Gal4/UAS - dMax，UAS - dMyc I，pnr - Gal4/UAS - cMyc1 J，pnr - Gal4/UAS - dMax，UAS - cMyc1)，而表达 dMax 本身无明显表型(G，pnr - Gal4/UAS - dMax)。

7.4　myc 下调诱导 JNK 依赖的细胞迁移

为了研究 myc 下调能否促进细胞迁移的发生，我们沿着翅成虫盘的前后轴在 ptc - Gal4 作用下表达 myc RNAi，发现产生了与 JNK 上调类似的细胞迁移表型(图 7 - 4 A)，同时也激活 MMP1 的表达(图 7 - 4 A″)。此外，myc 的下调也同时降低了 E-cad 蛋白的表达(图 7 - 4 D′)，而 E-cad 的降低，MMP1 的激活同为上皮间质转换(EMT)的重要分子特征[141]，表明 myc 的下调能够促进细胞侵袭与迁移的发生。与我们前面所证明 Myc 能够负调控 JNK 信号通路相符的是，ptc＞myc。RNAi 引起的表型均可以被阻断 JNK 信号通路所抑制(图 7 - 4 B，E)。我们的遗传学证据进一步表明 ptc>myc。RNAi 迁移表型能够被 puc 的下调进一步增强（图 7－4 F—H），相反地，则可以被过表达 Puc 完全抑制（图7－4 I）。同时，我们还发现 myc 下 调 引 起 的 细 胞 迁 移 可 被 过 表 达 Timp（tissue inhibitor of metalloproteases）这一 MMP 抑制蛋白所挽救。这些实验证据表明 myc 在体内的下调能够诱导 JNK 信号通路介导的细胞迁移发生。

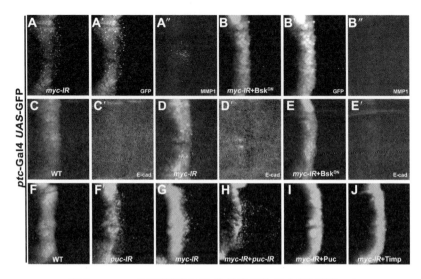

图 7－4　myc 下调激活 JNK 依赖的细胞迁移（见彩图 14）

（A—E）荧光显微镜 3 龄幼虫翅成虫盘 MMP1 及 E-cad 抗体染色图片。myc 下调引起的细胞迁移表型，MMP1 的激活及 E-cad 的降低（A，D，ptc－Gal4 UAS－GFP/＋；UAS－myc－IR/＋）可被过表达 Bsk^{DN}抑制（B，E，ptc－Gal4 UAS－GFP/＋；UAS－Bsk^{DN}/UAS－myc－IR）。
（F—G）荧光显微镜 3 龄幼虫翅成虫盘图片。与对照相比（F，ptc－Gal4 UAS－GFP/＋），myc 下调引起的迁移表型可被同时下调 puc 增强（H，ptc－Gal4 UAS－GFP/UAS－puc－IR；UAS－myc－IR/＋），可被过表达 Puc 与 Timp 抑制（I，ptc－Gal4 UAS－GFP/＋；UAS－myc－IR/UAS－Puc J，ptc－Gal4 UAS－GFP/＋；UAS－myc－IR/UAS－Timp）。单独下调 puc 也会产生微弱迁移表型（G，ptc－Gal4 UAS－GFP/UAS－puc－IR）。

7.5　Myc/Max 直接调控 puc 的转录

鉴于 Myc 作为重要的转录因子调控了基因组中多达 15% 基因的转

录[142]，而 Puc 则是负调控 JNK 信号通路的重要蛋白，并且我们的遗传学证据表明 Puc 位于 Myc 的下游，因此我们猜测 Myc 有可能是通过激活 puc 的转录进而抑制了 JNK 信号通路介导的细胞迁移。为了验证这个假设，我们首先检测了 dMyc 对 puc 转录的影响。我们发现与对照组果蝇唾液腺中很强的内源性 puc 转录相比（图 7-5 C），myc 突变体中 puc 的转录水平明显减低（图 7-5 D）。而与此相反的是，当我们在翅成虫盘中沿着前后轴过表达 dMyc 则可以激活 puc 表达（图 7-5 F），并且这种激活能够被同时过表达 dMax 进一步增强（图 7-5 H），尽管单独过表达 dMax 不能激活 puc 转录（图 7-5 G）。同样的，过表达 cMyc1 也能微弱地激活 puc 转录（图 7-5 I），而且 cMyc1 也能与 dMax 发生协同作用（图 7-5 J），这些结果表明 Myc/cMyc1 能与 dMax 一起作用，协同激活 puc 体内的转录。

此外，我们发现与之前在 lgl-Ras 眼成虫盘中得到的结果类似，在翅成虫盘后区过表达 dMyc 能显著地降低内源性的 JNK 磷酸化水平（图 7-5 A，无 GFP 的为内源对照），而反之下调 myc 的表达则能够促进体内 JNK 磷酸化（图 7-5 B）。这些证据表明 Myc/Max 表达能够通过激活 puc 的转录，因此抑制 JNK 磷酸化，从而影响了细胞迁移等生理活动过程。

接下来为了验证 Myc/Max 能否直接调控 puc 的转录，我们检测了 puc 的顺式调控区域，找到了 3 个可能的 Myc/Max 结合位点（图 7-6 A 红色竖线标出），也就是 E-box(CACGTG)[103]。我们在果蝇 S2 细胞中共转 cMyc1 与 HA-dMax 后进行了染色体免疫共沉淀实验（ChIP），然后在针对这 3 个结合位点设计相关引物对目的片段进行 PCR 扩增后发现 cMyc1/dMax 只能够特异性地在最后一个 E-box 位点富集（图 7-6 B，片段 4）。

为了进一步确认这个位点对于转录促进的重要性，我们又将 3 个 E-box 位点附近 1 kb 区域克隆出来，连接到 pGL3-hsp70 荧光素报告

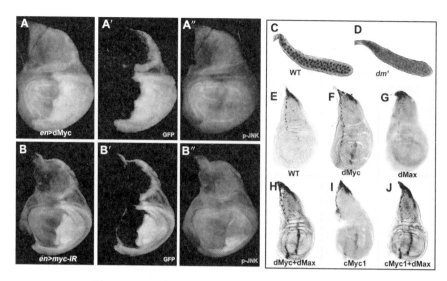

图 7-5　Myc/Max 促进体内 puc 的转录(见彩图 15)

(A—B) 荧光显微镜 3 龄幼虫翅成虫盘 JNK 磷酸化抗体染色图片。在翅成虫盘后部过表达或下调 Myc 能够相应的抑制(A, en‐Gal4 UAS‐GFP/+；UAS‐dMyc/+)或促进(B, en‐Gal4 UAS‐GFP/+；UAS‐myc‐IR/+)体内 JNK 磷酸化。

(C—J) 光学显微镜 3 龄幼虫唾液腺或翅成虫盘 X‐Gal 染色图片。与对照相比(C, puc^{E69}/+),myc 突变体唾液腺中 puc 表达明显降低(D, dmyc^1/Y；puc^{E69}/+)。沿着翅成虫盘前后轴过单独表达 dMyc 或者 cMyc1 均能微弱激活 puc 的表达(F, ptc‐Gal4/+；puc^{E69}/UAS‐dMyc, I, ptc‐Gal4/+；puc^{E69}/UAS‐cMyc1),在此基础上同时表达 dMax 能够显著增强 puc 的表达(H, ptc‐Gal4/+；puc^{E69}/UAS‐dMyc UAS‐dMax. J, ptc‐Gal4/+；pucE69/UAS‐cMyc1, UAS‐dMax)。而单独过表达 dMax 不能激活 puc 表达(G, ptc‐Gal4/+；puc^{E69}/UAS‐dMax)。

载体中,在瞬时转染 cMyc1 与 HA‐dMax 后进行了双荧光素酶报告实验(dual-luciferase assay)。结果显示与 ChIP 结果相同的是,只有最后一个片段(puc‐3)能够很强地激活荧光素酶的表达(图 7-6 C)。

以上实验结果表明 Myc/Max 能够直接结合在位于 puc 的第 3 个内含子中的 E‐box 区域,进而激活 puc 的转录。

与此相符的是,我们体内肿瘤迁移结果进一步表明过表达 dMyc 对 lgl‐Ras 产生的侵袭抑制效果能够被同时去除一份内源性的 puc 所反转(reverted)(图 7-6 D—G),表明 Myc 是通过 puc 调控了体内肿瘤侵袭的发生。

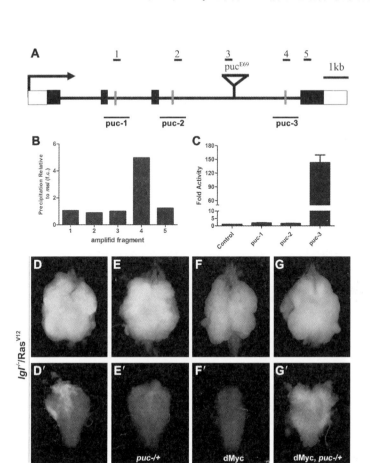

图 7-6　**Myc/Max 能直接促进 puc 的转录**(见彩图 16)

(A) puc 基因座示意图。黑色表示外显子,白框表示 5′及 3′-UTR,黑色线条表示内含子,红色竖线表示 3 个可能的 Myc/Max 结合位点。1,2,3,4,5 表示 ChIP 试验用于检测 cMyc1/Max 结合的目的片段。puc-1,puc-2,puc-3 表示双荧光素酶报告实验中连入 pGL3-hsp70 荧光素报告载体的片段。

(B) cMyc1/Max 能够特异性地结合在 puc 内含子区域中特定的 E-box 位点(片段 4)。

(C) 只有含有 puc-3 片段的载体在共转了 cMyc1/Max 后能激活很强的荧光素酶表达。

(D—G) 荧光显微镜 3 龄幼虫眼成虫盘及腹部神经节(VNC)图片,GFP 标记克隆。Ras^{V12}/lgl$^{-/-}$诱导的肿瘤细胞侵袭(D′)可被过表达 dMyc 抑制(F′),这种抑制作用能够被 puc 的突变体反转(G′)。

(D) y w, ey-Flp/+;tub-Gal80, FRT40A/lgl^4 FRT40A UAS-Ras^{V12};Act>y$^+$> Gal4, UAS-GFP/+(E) y w, ey-Flp/+;tub-Gal80, FRT40A/lgl^4 FRT40A UAS- Ras^{V12};Act>y$^+$>Gal4, UAS-GFP/puc^{E69}(F) y w, ey-Flp/+;tub-Gal80, FRT40A/ lgl^4 FRT40A UAS-Ras^{V12};Act>y$^+$>Gal4, UAS-GFP/UAS-dMyc (G) w, ey-Flp/ +;tub-Gal80, FRT40A/lgl^4 FRT40A UAS-Ras^{V12};Act>y$^+$>Gal4, UAS-GFP/ UAS-dMyc puc^{E69}。

7.6 本 章 小 结

我们的实验结果证明过表达 Myc‑Max 能够抑制 lgl‑Ras 及 Hep‑Ras 协同作用诱导的肿瘤细胞侵袭及翅成虫盘中极性基因下调或 JNK 活化引起的细胞迁移。而且,过表达 Myc 能够干扰内源 JNK 活性,产生背部裂缝的表型。以上实验证据充分证明 Myc 在果蝇体内并非促进,而是抑制细胞迁移的发生。此外我们证明 myc 在翅成虫盘的下调能够诱导 JNK 信号通路依赖的细胞迁移并激活 MMP1,降低 E‑cad,进而导致 EMT 发生。进一步的体内及体外实验结果表明 Myc 和 Max 能够协同作用,通过促进 puc 的转录,进而抑制 JNK 信号通路介导的细胞迁移。更重要的是,我们发现 Myc 抑制细胞迁移的功能高度保守,因为过表达 dMyc 的人类同源物 cMyc1 同样能够抑制果蝇体内肿瘤侵袭和细胞迁移发生。此研究不但首次阐明了 Myc 抑制 JNK 介导的细胞迁移的分子机制,更是为进一步治疗 Myc 相关的癌症发生发展提供了重要线索和思路。

第8章

Hippo 通路通过 Rho1 - JNK 调控
细胞增殖和器官生长

肿瘤的发生过程复杂，往往涉及多条信号通路功能的紊乱，其中包括 Hippo 信号通路。自 1995 年 Hippo 通路的首个成员被发现至今，越来越多的科学家开始关注 Hippo 信号通路，并揭示了其在调控细胞增殖、凋亡以及癌症发生发展中所扮演的重要角色[143-145]。在果蝇中，Hippo 信号通路的核心成员包括 Hippo(Hpo)，Warts(Wts)，以及下游的转录辅助激活因子 Yorkie(Yki；在哺乳动物中为 YAP/TAZ)。Hpo 可以磷酸化 Wts，后者进一步磷酸化并抑制 Yki 的活化，如果 Hippo 信号通路失活，Yki 就能够进入核中，与转录因子结合，从而激活包括 cycE,E2f1,Diap1 等细胞生长调控基因的转录[146-148]。而 JNK 信号通路除了调控细胞凋亡与迁移外，也与细胞增殖及肿瘤发生密切相关[1]。如在 lgl - Ras 协同作用诱导的肿瘤发生模型中，JNK 信号的下调除了抑制迁移的发生还显著性阻碍肿瘤的发生[17]。而在哺乳动物中，JNK 也参与了前体细胞的增殖以及 Ras 诱导的肿瘤发生过程[18,149]。

尽管 Hippo 与 JNK 信号通路都与细胞增殖以及组织生长密切相关，但研究人员对两条信号通路在体内相互通讯及调控机制仍不明了。近年来在果蝇中的研究发现 JNK 信号通路一方面能够在补偿性增殖以及肿瘤增殖过程中诱导 Yki 的活化[40,150]；而另一方面，在某些情况下，如 scirb 突变体中，JNK 信号通路又能够抑制 Yki 以及它下游基因的激活[151,152]。为了阐明这种调控的复杂性及其潜在的分子机制，我们从相反的角度入手进行了深入研究，也就是 Hpo‐Yki 通路能否调控 JNK 活性。

8.1　Hpo 信号的失活能够激活 JNK 通路

为了检测 Hpo 信号通路失活能否激活 JNK 信号通路，我们检测了体内 puc 及 MMP1 这两个 JNK 下游报告基因的表达情况[126]。与对照相比(图 8‐1 A)，在 sd 启动子的驱使下过表达 hpo RNAi，wts RNAi 或过表达高度活化的 Yki(Yki^{S168A})都能够在翅成虫盘中间区(wing pouch)激活 puc 的表达(图 8‐1 B—D)。作为阳性对照，过表达 JNK 上游激酶 Hep 同样能够激活 puc 的转录(图 8‐1 E)。接着我们进一步检测了 MMP1 的表达情况。在对照组中，MMP1 仅仅会在气管及背板小部分区域表达[153](图 8‐1 G)，而在 Yki 过表达时，MMP1 表达显著上升(图 8‐1 H)。最后，我们又用 JNK 特异性的磷酸化抗体直接检测了 Yki 对体内 JNK 活化的影响。结果显示，无论是 ptc＞Yki^{S168A}(图 8‐1 K)还是 Yki^{S168A}过表达克隆中(图 8‐1 N)，JNK 磷酸化水平都显著上升。以上实验证据充分证明 Hpo 信号通路的失活能够激活果蝇体内 JNK 信号通路的活化。

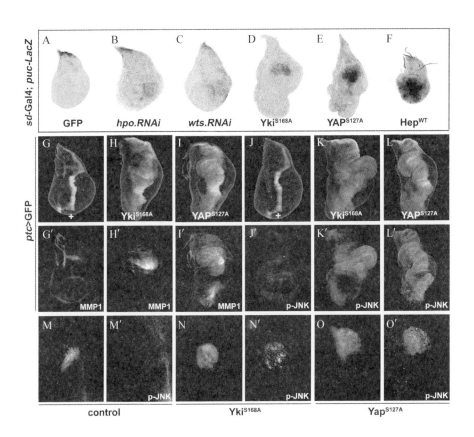

图 8 - 1　Yki 和 Yap 表达能够激活果蝇体内 JNK 信号通路(见彩图 17)

(A—F) 光学显微镜 3 龄幼虫翅成虫盘 X - Gal 染色图片。与对照相比（A，sd - Gal4；pucᴱ⁶⁹/＋），下调 hpo(B，sd - Gal4；UAS - hpo. RNAi/＋；pucᴱ⁶⁹/＋)或 wts(C，sd - Gal4；pucᴱ⁶⁹/UAS - wts. RNAi)表达，过表达 Ykiˢ¹⁶⁸ᴬ（C，sd - Gal4；pucᴱ⁶⁹/UAS - Ykiˢ¹⁶⁸ᴬ），Yapˢ¹²⁷ᴬ(C，sd - Gal4；pucᴱ⁶⁹/UAS - Yapˢ¹²⁷ᴬ)或 Hep(B，sd - Gal4；UAS - Hepᵂᵀ/＋；pucᴱ⁶⁹/＋)都能够激活 puc 转录。
(G—O) 荧光显微镜 3 龄幼虫翅成虫盘抗体染色图片。与对照相比(G，J，ptc - Gal4 UAS - GFP/＋)，过表达 Ykiˢ¹⁶⁸ᴬ(H，K，ptc - Gal4 UAS - GFP/＋；UAS - Ykiˢ¹⁶⁸ᴬ/＋)或 Yapˢ¹²⁷ᴬ(I，L，ptc - Gal4 UAS - GFP/＋；UAS - Yapˢ¹²⁷ᴬ/＋)能够诱导 MMP1 表达(G—I)以及 JNK 磷酸化上调(J—L)。与对照克隆相比(M，hs - Flp；act＞y+＞Gal4 UAS - GFP/＋)，诱导 Ykiˢ¹⁶⁸ᴬ(N，hs - Flp；act＞y+＞Gal4 UAS - GFP/＋；UAS - Ykiˢ¹⁶⁸ᴬ/＋)或 Yapˢ¹²⁷ᴬ(O，hs -Flp；act＞y+＞Gal4 UAS - GFP/＋；UAS - Yapˢ¹²⁷ᴬ/＋)过表达克隆也能够上调 JNK 磷酸化水平。

8.2 JNK 信号通路调控 Yki 诱导的增殖和生长

Hpo 信号通路通过调控细胞数量影响器官大小，与此相符的是，我们发现 ptc＞Yki[S168A] 翅成虫盘中，PH3 这一细胞有丝分裂特异性标记物数目显著增多（图 8 - 2 B，D），而在此基础上过表达 Bsk[DN] 下调 JNK 活性不但明显地抑制 PH3 阳性细胞数目的增多，同时也抑制了 Yki 诱导的过度生长表型（图 8 - 2 C，D）。我们进一步的克隆实验表明翅成虫盘中过表达 Yki[S168A] 引起的克隆过度生长表型同样可以被过表达 Bsk[DN] 所抑制（图 8 - 2 E—H），而单独过表达 Bsk[DN] 并不会对克隆生长产生影响（未显示）。

为了排除细胞凋亡对实验结果造成的影响，我们检测了 Caspase 3 的活性，结果显示过表达 Bsk[DN] 并不能明显诱导凋亡发生（图 8 - 3 C），而我们在 ptc＞Yki[S168A] 果蝇中偶尔能观察到非自发性地细胞凋亡（图 8 - 3 B），这与前人研究结果相符[154]。以上实验结果表明 JNK 信号通路调控了 Yki 诱导的增殖以及器官生长。

为了进一步探究 JNK 调控 Yki 诱导细胞生长的机制，我们检测了 JNK 信号通路下调对 Yki 下游报告基因表达的影响。研究表明 wingless（wg），expanded（ex），Diap1 以及 CycE 都参与了 Yki 诱导的生长调控[155]。我们发现过表达 Bsk[DN] 能够完全抑制了 Yki 对于 wg 的激活（图 8 - 2 I—K），却不能抑制 ex 以及 Diap1 的激活（图 8 - 2 L—N，图 8 - 3 J—K）。此外，我们发现 Yki 并不能激活翅成虫盘中 CycE 的表达，这与之前研究发现 Hippo 信号通路对于 CycE 的调控存在组织特异性的结论相符[146]。同时，与我们前面结果相符的是，Yki[S168A] 诱导的 MMP1

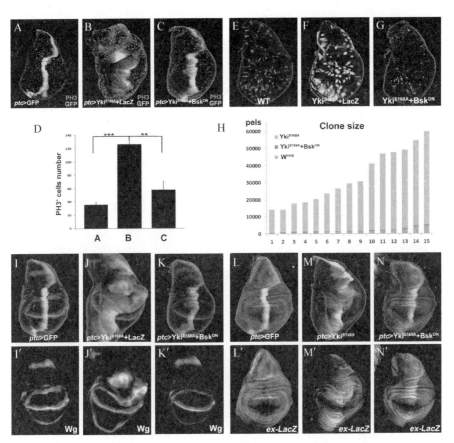

图 8‐2　JNK 调控了 Yki 诱导的过度生长与 Wg 激活(见彩图 18)

(A—D) 荧光显微镜 3 龄幼虫翅成虫盘 PH3 抗体染色图片。与对照相比(A, ptc‐Gal4 UAS‐GFP/+),过表达 Yki^{S168A}(B, ptc‐Gal4 UAS‐GFP/+; UAS‐Yki^{S168A}/UAS‐LacZ)引起的增殖和生长表型能够被同时过表达 Bsk^{DN} 所抑制(C, ptc‐Gal4 UAS‐GFP/+; UAS‐Yki^{S168A}/UAS‐Bsk^{DN})。(D) A—C 中 PH3 阳性细胞数量统计图。P 值由 t 检验算出,表示平均值+S. D. , n>5,(*** P<0.001, ** P<0.01)。

(E—H) 荧光显微镜 3 龄幼虫翅成虫盘图片。与对照克隆相比(E, hs‐Flp; act>y+>Gal4 UAS‐GFP/+),Yki^{S168A} 过表达引起的过度生长(F, hs‐Flp; act>y+>Gal4 UAS‐GFP/+; UAS‐Yki^{S168A}/UAS‐LacZ)可被同时过表达 Bsk^{DN} 所抑制(G, hs‐Flp; act>y+>Gal4 UAS‐GFP/+; UAS‐Yki^{S168A}/UAS‐Bsk^{DN})。(H) E—G 中克隆面积大小统计图。

(I—N) 荧光显微镜 3 龄幼虫翅成虫盘抗体染色图片。与对照相比(I, ptc‐Gal4 UAS‐GFP/+),过表达 Yki 诱导的 Wg 激活(J, ptc‐Gal4 UAS‐GFP/+; UAS‐Yki^{S168A}/UAS‐LacZ)能够被 Bsk^{DN} 抑制(K, ptc‐Gal4 UAS‐GFP/+; UAS‐Yki^{S168A}/UAS‐Bsk^{DN});而 Yki 诱导的 ex 转录水平上调(M, ptc‐Gal4 UAS‐GFP/ex‐LacZ; UAS‐Yki^{S168A}/+)却不会被 Bsk^{DN} 抑制(N, ptc‐Gal4 UAS‐GFP/ex‐LacZ; UAS‐Yki^{S168A}/UAS‐Bsk^{DN})。

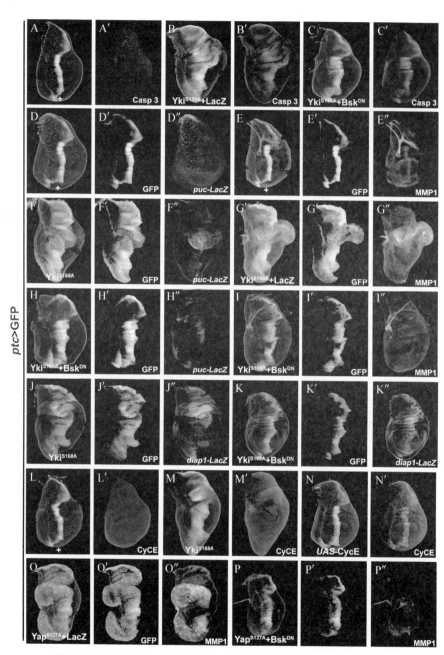

图 8-3　Yki 和 Yap 能激活 JNK 依赖的下游基因表达(见彩图 19)

（A—C）与对照相比(A),过表达 Yki^S168A(B)或者在此基础上再过表达 Bsk^DN(C)均不能引起很强细胞凋亡发生。

(D—I) 与对照相比(D, E),Yki^{S168A}诱导的 puc 或 MMP1 激活(F, G)能够被 Bsk^{DN}抑制(H, I),但 Yki^{S168A}引起的 diap1 激活(J)却不能被下调 JNK 所抑制(K)。

(L—N) 在翅成虫盘中过表达 Yki^{S168A}引起不能激活 CycE 表达(M),作为阳性对照,过表达 CycE 可以很强的激活(N)。

(O—P) 过表达 Yap^{S127A}引起的 MMP1 激活(O)同样能够被 Bsk^{DN}抑制(P)。

(A, E, L) ptc – Gal4 UAS – GFP/+. (B, G)ptc – Gal4 UAS – GFP/+; UAS – Yki^{S168A}/ UAS – LacZ. (C, I)ptc – Gal4 UAS – GFP/+; UAS – Yki^{S168A}/UAS – Bsk^{DN}. (D)ptc – Gal4 UAS – GFP/+; puc^{E69}/+. (F) ptc – Gal4 UAS – GFP/+; puc^{E69}/UAS – Yki^{S168A}. (H)ptc – Gal4 UAS – GFP/+; puc^{E69}/UAS – Yki^{S168A} UAS – Bsk^{DN}. (J)ptc – Gal4 UAS – GFP/+; UAS – Yki^{S168A}/diap1 – LacZ. (K)ptc – Gal4 UAS – GFP/+; UAS – Yki^{S168A} UAS – Bsk^{DN}/ diap1 – LacZ. (M)ptc – Gal4 UAS – GFP/+; UAS – Yki^{S168A}/+. (N)ptc – Gal4 UAS – GFP/ +; UAS – CycE/+. (O)ptc – Gal4 UAS – GFP/+; UAS – Yap^{S127A}/tub – Gal80^{ts}. (P)ptc – Gal4 UAS – GFP/+; UAS – Yap^{S127A} UAS – Bsk^{DN}/tub – Gal80^{ts}.

以及 puc 这两个 JNK 下游报告基因的表达均可以被过表达 Bsk^{DN}抑制(图 8 – 3 D—I)。根据以上结果,我们认为 wg 并非是 Yki 的直接转录调控的靶基因,而是其通过 JNK 信号通路间接进行调控,与这个解释相符的是,已有的研究发现 Wg 能够被 JNK 通路激活,进而参与了果蝇中补偿性增殖的调节[23]。

8.3　Yki 通过 Rho1 调控 JNK 信号通路

为了阐明 Yki 调控 JNK 活化的分子机制,我们对 Yki 与 JNK 信号通路成分进行了遗传学上位性分析实验。我们发现下调 hep(图 8 – 4 C)或者 dTAK1(图 8 – 4 D)的表达都能显著性抑制 ptc＞Yki^{S168A}诱导的过度增殖(图 8 – 4 B),表明 Yki 位于 dTAK1 的上游。已知 Rho GTPase 家族成员能够调控 dTAK1 介导的 JNK 活化[156,157],而近年来研究更是发现 Rho1 调控了 dTAK1 依赖的细胞凋亡以及补偿性增殖[158,159]。与此相符的是,过表达 Rho1 能够激活 puc 转录(图 8 – 5 E, F)。我们发现用两个不同来源的 Rho1 RNAi 都能够明显抑制 Yki^{S168A}诱导的过度生长表型(图 8 – 4 E,图 8 – 5 A—D)。此外,下调

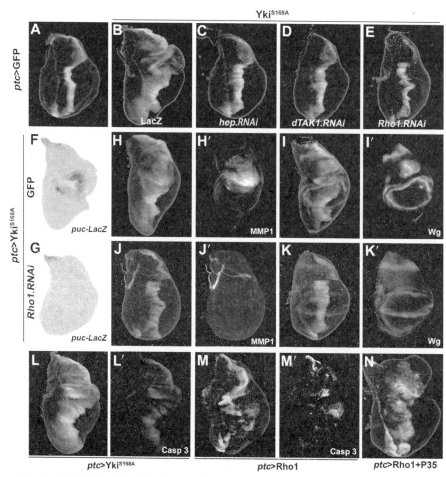

（A—E）荧光显微镜 3 龄幼虫翅成虫盘图片。与对照相比（A，ptc-Gal4 UAS-GFP/+），过表达 Yki[S168A]引起的过度生长（B，ptc-Gal4 UAS-GFP/+；UAS-Yki[S168A]/UAS-LacZ）能被下调 hep（B，ptc-Gal4 UAS-GFP/+；UAS-Yki[S168A]/UAS-hep. RNAi），dTAK1（ptc-Gal4 UAS-GFP/+；UAS-Yki[S168A]/UAS-dTAK1. RNAi）及 Rho1（ptc-Gal4 UAS-GFP/+；UAS-Yki[S168A]/UAS-Rho1. RNAi）所抑制。

（F—I）过表达 Yki[S168A]诱导的 puc 激活（F，ptc-Gal4 UAS-GFP/+；UAS-Yki[S168A]/puc[E69]），MMP1 及 Wg 激活（H，I，ptc-Gal4 UAS-GFP/+；UAS-Yki[S168A]/UAS-LacZ）能够被 Rho1 下调所抑制（J，K，ptc-Gal4 UAS-GFP/+；UAS-Yki[S168A]/UAS-Bsk[DN]）。

（L—N）Yki[S168A]过表达不能诱导细胞凋亡发生（L，ptc-Gal4 UAS-GFP/+；UAS-Yki[S168A]/+），而 Rho1 过表达却可以（M，ptc-Gal4 UAS-GFP/+；UAS-Rho1/+）。抑制 Rho1 引起的凋亡能够诱导增殖及过度生长表型（N，ptc-Gal4 UAS-GFP/+；UAS-Rho1/UAS-p35）。

图 8-4 Rho1 调控了 Yki 诱导的生长与 JNK 活化（见彩图 20）

Rho1 表达同时抑制了 Yki^{S168A} 对于 puc，MMP1 以及 Wg 的激活（图 8 - 4 F—K）。这些实验结果表明 Rho1 对于 Yki^{S168A} 诱导的 JNK 活化与生长是必需的。

　　为了检测 Rho1 上调是否足以引起增殖及过度生长的表型，我们在翅成虫盘中沿前后轴过表达 Rho1，与之前结果相符[158]，Rho1 诱导很强的细胞凋亡发生（图 8 - 4 M′）并能激活 Wg 表达（图 8 - 5 H），但 GFP 阳性区域并无明显增殖表型（图 8 - 4 M）。而我们发现有趣的是，当 Rho1 激活的凋亡被过表达 p35 所抑制后，便能够大量激活 Wg 表达（图 8 - 5 I），并产生与 Yki^{S168A} 过表达类似的增殖和过度生长表型（图 8 - 4 N）。以上证据表明 Yki 诱导的过度生长表型是由两条下游信号组成：一条是 Rho1 - JNK 调控的 Wg 表达，细胞增殖与凋亡；而另一条则是 DIAP1 介导的细胞凋亡抑制。

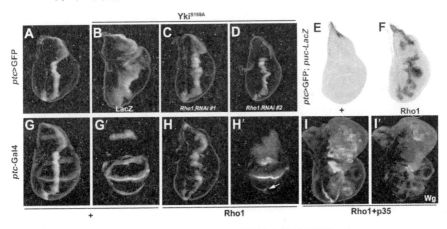

图 8 - 5　Rho1 调控了 Yki 诱导的生长（见彩图 21）

（A—D）荧光显微镜 3 龄幼虫翅成虫盘图片。Yki^{S168A} 诱导的过度生长能被过表达不同的 Rho1 RNAi 所抑制。

（E—F）光学显微镜 3 龄幼虫翅成虫盘 X - Gal 染色图片。过表达 Rho1 能够很强地激活 puc 转录（F，ptc - Gal4 UAS - GFP/+；UAS - Rho1/puc^{E69}）。

（G—I）荧光显微镜 3 龄幼虫翅成虫盘 Wg 抗体染色图片。过表达 Rho1 能够微弱地激活 Wg 表达（H，ptc - Gal4 UAS - GFP/+；UAS - Rho1/+，白色箭头），在此基础上过表达 p35 抑制细胞凋亡能够诱导过度增殖及 Wg 的大量表达（I，ptc - Gal4 UAS - GFP/+；UAS - Rho1/UAS - p35）。

8.4　sd 对于 Yki 诱导的 JNK 活化是必需的

　　Yki 进入细胞核中后,会与 Sd 等转录因子形成复合物,从而调控基因的转录[72]。与此相符的是,我们发现 Yki^{S168A}诱导的过度增殖以及 MMP1 激活都能被下调 sd 明显抑制(图 8-6 A,B)。相反

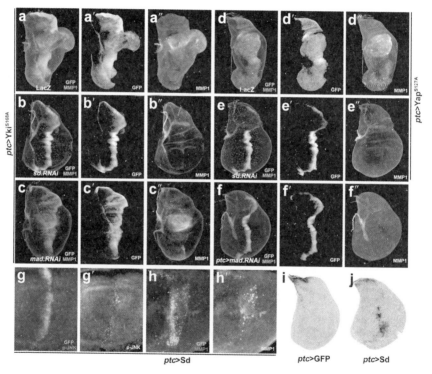

图 8-6　Yki 通过 Sd 调控 JNK 信号通路的激活(见彩图 22)

(A—E) 荧光显微镜 3 龄幼虫翅成虫盘 MMP1 抗体染色图片。Yki^{S168A}诱导的 MMP1 激活能被下调 sd 所抑制(B,ptc-Gal4 UAS-GFP/UAS-sd. RNAi;UAS-Yki^{S168A}/+),却不能被下调 mad 抑制(C,ptc-Gal4 UAS-GFP/+;UAS-Yki^{S168A}/UAS-mad. RNAi)。Yap^{S127A}诱导的 MMP1 激活(D,ptc-Gal4 UAS-GFP/+;UAS-Yap^{S127A}/tub-Gal80^{ts}),也能被下调 sd 抑制(E,ptc-Gal4 UAS-GFP/UAS-sd. RNAi;UAS-Yki^{S168A}/tub-Gal80^{ts})。
(G—J) 过表达 Sd 能激活 MMP1 表达,激活 JNK 磷酸化(H,G,ptc-Gal4 UAS-GFP/UAS-Sd;tub-Gal80^{ts}/+)及 puc 的转录上调(J,ptc-Gal4 UAS-GFP/UAS-Sd;tub-Gal80^{ts}/puc^{E69})。

地,过表达 Sd 则能够激活 JNK 磷酸化、MMP1 表达及 puc 的转录(图 8 - 6 G, H, J),此外过表达持续激活型的 Sd(Sd^{GA})同样能够激活 MMP1 表达及 puc 转录(未显示)。最近研究发现 Yki 还能与 Mad 结合,调控增殖和生长[160]。与此相符的是,我们发现下调 mad 也能够抑制 Yki 引起的生长(图 8 - 6 C'),但 MMP1 的激活却不会受到影响(图 8 - 6 C")。以上实验结果表明 Yki 通过 Sd 这一转录因子诱导了 JNK 的活化。

8.5　Yki 直接调控 Rho1 的转录

为了进一步探究 Hippo - Yki 信号调控 Rho - JNK 信号通路的分子机制,我们首先用 qRT - PCR 及 Western 印迹方法检测 Yki 过表达对 Rho1 的影响,结果显示在翅成虫盘中用 ptc - Gal4 过表达 Yki^{S168A} 就足以上调 Rho1 mRNA 以及蛋白水平(图 8 - 7 K, L)。为了进一步证实 Yki^{S168A} 能够激活 Rho1 转录,我们又用原位杂交的方法进行了检测,发现过表达 Yki^{S168A} 可以在翅成虫盘及唾液腺中激活 Rho1 的转录,并且这种激活也依赖于 Sd(图 8 - 7 A—C, F—G)。

Sd 能够结合在 CATTCCA 这一特异性序列进而激活下游基因的转录[72],我们对 Rho1 的顺势调控区域进行检测后发现在 Rho1 第一个内含子中存在一个与该序列完全匹配的片段(图 8 - 7 M)。为了验证这个片段是否为真的 Sd 结合位点,我们将该内含子一分为二,分别连入到荧光素酶报告载体中,一段含有内含子的前半部分(E1),另一段含有该内含子的后半部分(E2),其中包括我们预测的 Sd 结合位点(图 8 - 7 M)。然后我们将这两个载体分别与 Yki 在果蝇 S2 细胞中进行瞬时转染,与我们预测相同的是,只有 E2 片段在转染 Yki 后显示出很强

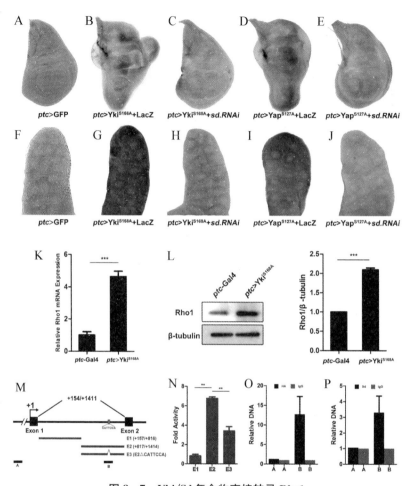

图 8 - 7 Yki/Sd 复合物直接转录 Rho1

(A—J) 光学显微镜 3 龄幼虫翅成虫盘或唾液腺原位杂交染色图片。过表达 Yki^{S168A}(B, G, ptc - Gal4 UAS - GFP/＋; UAS - Yki^{S168A}/＋)或者 Yap^{S127A}(D, I, ptc - Gal4 UAS - GFP/＋; UAS - Yap^{S127A}/tub - Gal80^{ts})激活的 Rho1 转录能被下调 sd 所抑制(C, H, ptc - Gal4 UAS - GFP/UAS - sd. RNAi; UAS - Yki^{S168A}/＋。E, J, ptc - Gal4 UAS - GFP/UAS - sd. RNAi; UAS - Yap^{S127A}/tub - Gal80^{ts})。

(K—L) 过表达 Yki^{S168A}能够激活 Rho1 mRNA 转录(K)并提高 Rho1 蛋白水平(L)。P 值由 t 检验算出,表示平均值＋S. D. ,n＝3,(＊＊＊P＜0.001)。

(M) 包含第一个 intron 的部分 Rho1 基因座示意图。Sd 的结合位点(CATTCCA)被标出,E1, E2,E3 用于驱动荧光素酶表达,A 和 B 表示 ChIP 试验中的对照及潜在靶向区域。

(N) 在果蝇 S2 细胞中进行的双荧光素酶报告实验。P 值由 t 检验算出,表示平均值＋S. D. , n＝3,(＊＊P＜0.01)。

(O—P) 在果蝇 S2 细胞中共转 Sd 与 HA - Yki 后进行 ChIP - PCR 实验,结果显示 HA - Yki 及 Sd 都能富集在潜在结合位点,结果显示平均值＋S. D. , n＝3。

的荧光素酶转录活性,而 E1 片段却不能激活(图 8 – 7 N)。我们进一步的实验表明在此基础上敲除预测的 Sd 结合位点(E3)能够显著性地降低 E2 片段的转录活性(图 8 – 7 N),表明这一 CATTCCA 序列很有可能是真的 Sd 结合位点。

　　为了进一步验证 Yki – Sd 复合物能够直接与该位点结合,我们在 S2 细胞中共转了 HA – Yki 及 Sd 后进行了染色体免疫共沉淀实验(ChIP)。用 HA 及 Sd 抗体来免疫沉淀与 Sd 相互作用的 DNA 片段,然后分别在 Rho1 基因内含子中跨预测结合位点及转录起始位点上游阴性对照区设计两对 PCR 引物,以免疫沉淀下来的 DNA 片段为模板进行 q – RT PCR。结果显示 HA 及 Sd 能够与片段 A 结合,却不会与片段 B 结合(图 8 – 7 M, O, P)。以上实验结果证明 Yki – Sd 复合物能够结合在 Rho1 内含子中的 Sd 结合位点进而对 Rho1 直接进行转录调控。

8.6　Yap 对于 Rho1 – JNK 的调控在进化上保守

　　Yki 的同源物 Yap 在许多人类癌症细胞及原位生长的肿瘤中表达上调[71],并且 Yap 与 Yki 在调控细胞增殖与凋亡功能上能够互相替代[146],提示 Yap 可能也保留了调控 Rho1 – JNK 信号通路的能力。为了验证这个假说,我们在果蝇体内表达 Yap,检测其能否激活 JNK 下游报告基因。鉴于直接表达激活型的 Yap(Yap^{S127A})会致死,我们先用 tub – Gal80^{ts} 控制 Gal4 的表达强度,18℃ 培养 4～5 d 后再将幼虫转移至 29℃ 培养诱导 Yap^{S127A} 表达。结果显示用 ptc – Gal4 过表达 Yap^{S127A} 能够很强激活 puc 转录(图 8 – 1 E),MMP1 表达(图 8 – 1 I)并上调 JNK 磷酸化(图 8 – 1 L, O)。同时我们发现与 Yki 过表达相同的是,

Yap^{S127A}过表达也能够激活 JNK 信号通路依赖的过度增殖及下游基因活化(图 8-3 O, P)。并且 Yap^{S127A}过表达诱导的 MMP1 激活,过度生长以及 Rho1 在体内的转录上调等表型都能被 sd 下调所抑制(图 8-6 D, E,图 8-7 D, E, I, J),这个结果与前人研究发现 Yap 能与 Sd 的同源物 TEAD 相互作用相符[161]。以上实验结果表明 Yap 同样能够诱导 Rho1-JNK 信号通路介导的生长,证明 Yki/Yap 功能在进化上的高度保守性。

8.7 本章小结

Hippo 信号通路的失调在许多组织或器官中都会诱导过度增殖及癌症的发生[162],我们发现果蝇体内 Hippo 信号通路的失活能诱导 Rho1-JNK 信号通路依赖的增殖。首先,Hippo 信号下调可以激活 JNK 磷酸化及其靶基因的表达;其次,Yki 过表达诱导的增殖及过度生长表型可以通过阻断 Rho1-JNK 信号通路而被抑制;最后,过表达 Rho1 的同时抑制细胞凋亡能够产生与 Yki 过表达类似的过度增殖表型。Yki 促进细胞增殖与器官生长的功能依赖于与其直接结合的转录因子,包括 Sd 及 Mad 等[163]。我们的结果表明转录因子 Sd 特异性地参与了 Yki 诱导的 JNK 活化,过表达 Sd 则能够激活 JNK 信号通路。我们进一步证明 Rho1 是连接 Hpo 与 JNK 信号通路之间的重要桥梁,Rho1 不但参与了 Yki 诱导的过度增殖及 JNK 活化,更是受到 Yki-Sd 复合物的直接转录调控。此外,我们发现 Yki 对于 Rho1-JNK 信号通路的调控机制从果蝇到人类高度保守,因为过表达 Yap 也能够促进 Rho1 转录及 JNK 活化。鉴于 Hippo 与 JNK 信号通路都参与了肿瘤细胞的侵袭与迁移过程[143,164],而最近的研究发现 Rho1 能够与 Ras 协同作用诱导肿瘤发生并产生迁移[41]，因此我们的证据提示 Rho1 很有可能也是桥接 Yki 与 JNK 信号通路在调控肿瘤迁移方面的重要基因，而这需要进一步地研究证明。

第9章

Wnd 调控果蝇体内 JNK 介导的细胞死亡

9.1 Wnd 对于 Egr 诱导的细胞死亡及 JNK 活化是必需的

我们通过遗传筛选还得到另外一个候选基因-wallenda(wnd),其蛋白产物 Wnd 是 MAPKKK 家族成员,已知功能包括调控神经肌肉结合处突触生长及轴突的运输和降解[74,165,166]。我们发现 GMR＞Egr 诱导的小眼表型(图 9 - 1 B)能够被 wnd 的 RNAi 及突变体部分抑制(图9 - 1 C, D),但抑制效果弱于突变 hep 或 mkk4 这两个 MAPKK 编码基因(图 9 - 1 E, F)。而已有研究发现突变另外一个 MAPKKK 编码基因 dTAK1 能够更好地抑制 Egr 诱导的小眼表型[60],表明 wnd 只是参与了部分 Egr 诱导的细胞死亡调节。与此相符的是,我们发现下调 wnd 表达只能部分抑制 Egr 在眼部诱导的细胞死亡(图 9 - 1 B′—C′)及 puc 转录激活(图 9 - 1 B″—C″)。

我们也在翅成虫盘对 Egr 与 Wnd 的遗传学关系进行了验证,同样地,在 ptc - Gal4 作用下过表达 Egr 诱导的翅脉丢失(图 9 - 1 G,

G′为 G 中虚线框放大照），细胞死亡（图 9-1 K）及 puc 激活表型（图 9-1 N）都能被过表达 wnd 的 RNAi 所抑制（图 9-1 I,L,O）。以上实验结果充分证明 Wnd 对于 Egr 诱导的细胞死亡及 JNK 活化是必需的。

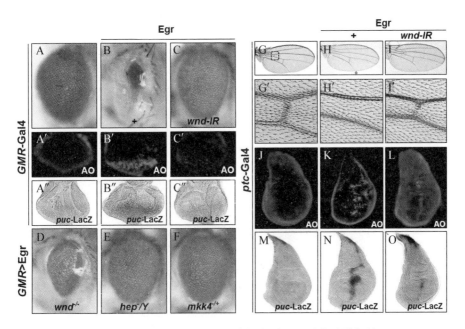

图 9-1　Wnd 调控了果蝇眼部及翅膀 Egr 过表达引起的
细胞死亡及 JNK 活化（见彩图 23）

(A—F) 果蝇成虫眼部光学显微镜照片及眼成虫盘染色照片。与对照相比（A—A″），GMR> Egr 产生的眼部变小（B）、细胞死亡（B′）及 puc 激活（B″）表型都能被 wnd RNAi（C—C″）抑制，GMR>Egr 小眼表型也能被 wnd 突变体（D），hep（E）及 mkk4（F）杂合突变体很好地抑制。
(G—I) 果蝇成虫翅膀光学显微镜照片及翅成虫盘染色照片。与对照相比（G, J, M），ptc> Egr 产生的翅脉丢失（H）、细胞死亡（K）及 puc 激活（N）都能被 wnd RNAi（I, L, O）抑制。
(A, A′) GMR - Gal4/+. (B, B′) UAS - Egr/GMR - Gal4. (C, C′) UAS - Egr/GMR - Gal4; UAS - wnd - IR/+. (A″) GMR - Gal4/+; puc^{E69}/+. (B″) UAS - Egr/GMR - Gal4; puc^{E69}/+. (C″) UAS - Egr/GMR - Gal4; UAS - wnd - IR/+; puc^{E69}/+. (D) UAS - Egr/ GMR - Gal4; wnd$^{1/wnd3}$. (E) hep^{1}/Y; UAS - Egr/GMR - Gal4. (F) UAS - Egr/GMR - Gal4; mkk4^{G673}/+. (G, G′, J) ptc - Gal4/+. (H, H′, K) ptc - Gal4/UAS - Egr. (I, I′, L) ptc - Gal4/UAS - Egr; UAS - wnd - IR/+. (M) ptc - Gal4/+; puc^{E69}/+. (N) ptc - Gal4/ UAS - Egr; puc^{E69}/+. (O) ptc - Gal4/UAS - Egr; UAS - wnd - IR/puc^{E69}。

9.2 Rac1 诱导 Wnd‒JNK 介导的眼部细胞死亡

除了 Egr 能够诱导 JNK 介导的细胞死亡外,过表达 GTPase 家族成员 Rac1 也能够诱导细胞死亡(图 9‒3 F)并产生小眼表型(图 9‒2 B)[167],该表型能够被 Bsk[DN] 或者 Puc 很好地抑制(图 9‒2 C,

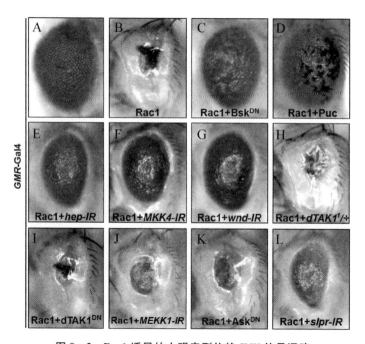

图 9‒2 **Rac1 诱导的小眼表型依赖 JNK 信号通路**

果蝇成虫眼部光学显微镜照片。过表达 Bsk[DN] 或 Puc 可以很强的抑制 GMR>Rac1 产生的小眼表型(B, UAS‒Rac1[WT]/+;GMR‒Gal4/+. C, UAS‒Rac1[WT]/+;GMR‒Gal4/UAS‒Bsk[DN]. D, UAS‒Rac1[WT]/+;GMR‒Gal4/UAS‒Puc),下调 hep(E, UAS‒Rac1[WT]/+;GMR‒Gal4/UAS‒hep‒IR),mkk4(F, UAS‒Rac1[WT]/+;UAS‒mkk4‒IR/+;GMR‒Gal4/+)及 wnd(G, UAS‒Rac1[WT]/+;GMR‒Gal4/UAS‒wnd‒IR)也能较好抑制该表型,下调 mekk1(J, UAS‒Rac1[WT]/+;GMR‒Gal4/UAS‒mekk1‒IR),Ask(K, UAS‒Rac1[WT]/+;GMR‒Gal4/UAS‒Ask[DN])及 slpr(L, UAS‒Rac1[WT]/+;GMR‒Gal4/UAS‒wnd‒IR)只能微弱抑制该小眼表型,而下调 dTAK1 却完全不能抑制该表型(H, UAS‒Rac1[WT]/dTAK1[1];GMR‒Gal4/+. I, UAS‒Rac1[WT]/+;GMR‒Gal4/UAS‒dTAK1[DN])。

D),表明其依赖于 JNK 信号通路。果蝇中存在两个 Bsk 的激酶,分别为 MKK4 及 Hep,研究表明两者都参与并调节了 Egr 诱导的细胞死亡[81]。与此相同的是,我们发现 Rac1 诱导的小眼表型也能够分别被下调 hep 或者 mkk4 所抑制(图 9 - 2 E,F)。接着我们又检测了上游 MAPKKK 家族成员对该表型的影响,包括 Mekk1,Ask1(Apoptotic signal-regulating kinase 1),Slipper(Slpr),Wnd 和 dTAK1。结果显示下调 mekk1 及 Ask 活性可以微弱的抑制 GMR＞Rac1 小眼表型(图 9 - 2 J,K);下调 slpr 同样部分抑制该表型(图 9 - 2 L),这与之前研究结果相符[167];我们发现过表达 wnd RNAi 的抑制效果最为明显(图 9 - 2 G),不但能显著性地抑制 GMR＞Rac1 引起的细胞死亡(图 9 - 3 E—G),还阻断了 Rac1 对 puc 的激活(图 9 - 3 A—C),表明 Wnd 是

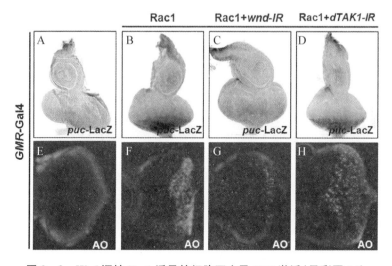

图 9 - 3　Wnd 调控 Rac1 诱导的细胞死亡及 JNK 激活(见彩图 24)

果蝇成虫眼部光学显微镜照片。过表达 Rac1 引起的 puc 转录激活(B, UAS - Rac1^WT/＋；GMR - Gal4/＋；puc^E69/＋)及细胞死亡(F, UAS - Rac1^WT/＋；GMR - Gal4)能够被 wnd RNAi 部分抑制(C, UAS - Rac1^WT/＋；GMR - Gal4/＋；puc^E69/UAS - wnd - IR. G, UAS - Rac1^WT/＋；GMR - Gal4/UAS - wnd - IR),却不会因 dTAK1 的改变而受到影响(D, UAS - Rac1^WT/＋；GMR - Gal4/＋；UAS - dTAK1 - IR/puc^E69. H, UAS - Rac1^WT/＋；GMR - Gal4/UAS - dTAK1 - IR)。

Rac1 下游诱导细胞死亡的重要调控蛋白;而相反的是,我们发现无论是 dTAK1 的突变体或者过表达 dTAK1 的负显性都完全不能抑制 Rac1 引起的小眼表型(图 9 - 2 H,I),同样也不能抑制 Rac1 引起的死亡及 JNK 激活(图 9 - 3 D,H)。以上实验结果表明 MAPKKK 成员对 Rac1 诱导的小眼表型调控存在冗余性,而 Wnd 很有可能扮演着最重要的角色。

9.3　Wnd 调控 Rho1 诱导的 细胞死亡及 JNK 活化

已有研究表明过表达 Rho1 能激活 dTAK1 - JNK 介导的细胞死亡[158],与此相同的是,我们发现在眼部过表达 Rho1 能诱导细胞死亡(图 9 - 4 B′)激活 JNK 下游报告基因 puc 的转录(图 9 - 4 B″)并产生粗糙小眼表型(图 9 - 4 B),而且该表型可被阻断 JNK 信号所抑制(图 9 - 4 D—F)。我们发现过表达 wnd RNAi 同样能够显著抑制 GMR> Rho1 引起的细胞死亡及 JNK 活化(图 9 - 4 C)。综合以上实验结果,我们认为 Wnd 是果蝇体内细胞死亡的重要调控因子,下调 wnd 能够抑制过表达 Egr,Rac1 及 Rho1 引起的细胞死亡,其机制则是抑制 JNK 的活化。近年来在小鼠中的研究同样发现,Wnd 同源物 DLK(dual leucine kinase)的缺失能够抑制自然发生的细胞凋亡[168] 及神经生长因子撤除诱导的运动神经元凋亡[169],进一步支持了我们的结论。

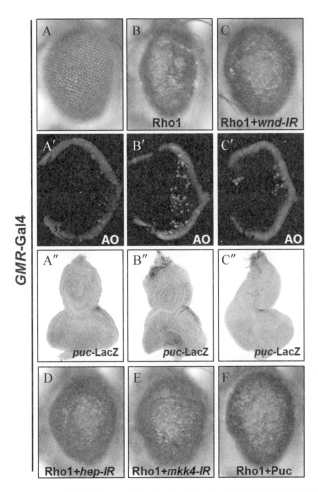

图 9 - 4　Wnd 调控 Rho1 诱导的细胞死亡及 JNK 激活（见彩图 25）

果蝇成虫眼部光学显微镜照片及眼成虫盘染色照片。过表达 Rho1 引起的小眼表型,细胞死亡(B, B′, GMR - Gal4/＋；UAS - Rho1/＋)及 puc 转录激活(B″, GMR - Gal4/＋；pucE69/UAS - Rho1)能够被 wnd RNAi 抑制(C, C′ GMR - Gal4/＋；UAS - Rho1/UAS - wnd - IR, C″, GMR - Gal4/＋；UAS - Rho1, UAS - wnd - IR/pucE69)。GMR＞Rho1 表型也能被下调 hep(D, GMR - Gal4/＋；UAS - Rho1/UAS - hep - IR)mkk4(E, GMR - Gal4/UAS - mkk4 - IR；UAS - Rho1/＋)或过表达 Puc(F, GMR - Gal4/＋；UAS - Rho1/UAS - Puc)所抑制。

9.4　过表达 Wnd 能激活细胞死亡及 JNK 活化

　　为了研究 Wnd 的上调对细胞死亡及 JNK 活化的影响，我们在眼成虫盘中过表达了 Wnd。发现与对照相比(图 9-5 A)，过表达 Wnd 能够在形态发生沟后部诱导很强的细胞死亡(图 9-5 B′)，激活 puc 的转录(图 9-5 B″)，并产生小眼表型(图 9-5 B)。而过表达激酶失活型的

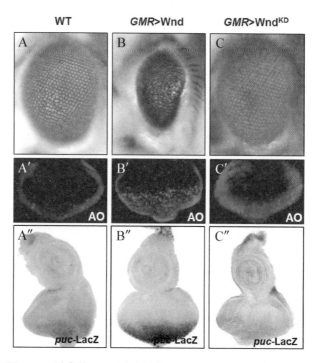

图 9-5　过表达 Wnd 诱导细胞死亡及 JNK 活化(见彩图 26)

果蝇成虫眼部光学显微镜照片及眼成虫盘染色照片。过表达 Wnd 能够诱导细胞死亡，产生小眼表型(B，B′，GMR-Gal4，WndEP/＋)并激活 puc 转录(B″，GMR-Gal4，WndEP/pucE69)，而过表达 WndKD 却无明显表型(C，C′，WndKD/＋；GMR-Gal4/＋. C″，WndKD/＋；GMR-Gal4/pucE69)。

Wnd(Wnd^{KD})则不能产生任何明显表型图(9 - 5 C),表明 Wnd 对于细胞凋亡及 JNK 的激活依赖于其激酶活性。

9.5　Wnd 通过 Hep 及 MKK4 激活 JNK 介导的细胞死亡

为了进一步研究 Wnd 诱导细胞死亡的机制,我们进行了遗传学上位性分析。与 Wnd 能够激活 JNK 信号通路相符的是,过表达 Wnd 引起的小眼表型及细胞死亡(图 9 - 6 B)能被过表达 Bsk^{DN} 或 Puc 很好地抑制(图 9 - 6 G,H)。在哺乳动物中研究发现 DLK 利用 MKK7(即 Hep 的同源物)而并非 MKK4 作为底物激活 JNK 信号通路[170]。而我们的实验结果显示下调 hep 或者 mkk4 表达均能够显著抑制 Wnd 引起的小眼表型及细胞死亡(9.6 C—F),也能部分阻断 Wnd 诱导的 puc 转录激活(图 9 - 6 I—K)。以上实验结果表明与哺乳动物中研究不同的是,果蝇中 DLK 诱导的细胞死亡及 JNK 活化需要 Mkk4 及 Hep 这两个 MAPKK 的共同作用。

9.6　本 章 小 结

通过遗传筛选我们鉴定出果蝇体内调控细胞死亡的新基因- wnd,我们的实验证据表明下调 wnd 不但能抑制 Egr 诱导的细胞死亡,还能够抑制过表达 GTPase Rac1 及 Rho1 引起的细胞死亡与 JNK 激活;而反之过表达 Wnd 则能通过 hep 和 mkk4 诱导 JNK 介导的细胞死亡(图 9 - 7)。鉴于 TNF 与 Rho 与肿瘤发生及细胞迁移密切相关,这些结果

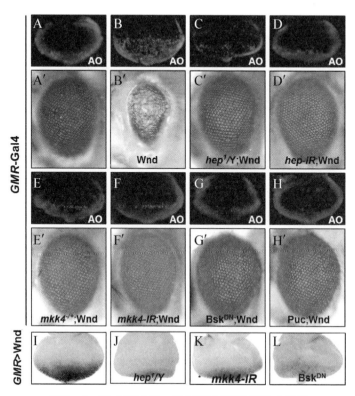

图 9 - 6　Wnd 通过 Hep 及 MKK4 激活 JNK 介导的
细胞死亡(见彩图 27)

(A—H)果蝇成虫眼部光学显微镜照片及眼成虫盘 AO 染色照片。与对照相比(A, GMR - Gal4/＋),过表达 Wnd 引起的细胞死亡及小眼表型(B, GMR - Gal4, Wnd^{EP}/＋)能够被 hep 突变体(C, hep^1/Y; GMR - Gal4, Wnd^{EP}/＋),hep RNAi(D, GMR - Gal4, Wnd^{EP}/UAS - hep - IR),mkk4 突变体(E, GMR - Gal4, Wnd^{EP}/mkk4^{G673}),mkk4 RNAi(F, UAS - mkk4 - IR/＋; GMR - Gal4, Wnd^{EP}/＋),过表达 Bsk^{DN}(G, GMR - Gal4, Wnd^{EP}/UAS - Bsk^{DN})及过表达 Puc(H, GMR - Gal4, Wnd^{EP}/UAS - Puc)抑制。

(I—L)果蝇眼成虫盘 X - Gal 染色照片。Wnd 诱导的 puc 激活(I, GMR - Gal4, Wnd^{EP}/puc^{E69})能被 hep 突变体(J, hep^1/Y, GMR - Gal4, Wnd^{EP}/puc^{E69})或 mkk4 下调(K, UAS - mkk4 - IR/＋; GMR - Gal4, Wnd^{EP}/puc^{E69})显著抑制,也能被过表达 Bsk^{DN}(L, UAS - Bsk^{DN}/＋; GMR - Gal4, Wnd^{EP}/puc^{E69})抑制。

提示我们 Wnd 很可能也参与了细胞迁移的调控。与这个假说相符的是,Hirai 等人发现小鼠端脑前体神经细胞中过表达 DLK 会导致细胞迁移功能的紊乱[171],而 DLK - JNK 信号对出生后小鼠小脑发育过程中颗粒细胞的迁移也有重要调节作用[172]。此外,DLK 还参与了新皮层椎体神经细胞的径向迁移[173],但分子机制尚不明了,因此需要进一步的实验进行探究。

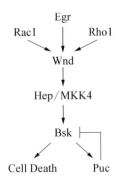

图 9 - 7　Wnd 调控果蝇体内 JNK 介导的细胞死亡模式图

第10章

Wnd 调控 Rho1 诱导的细胞迁移

10.1 wnd 与 Rho1 对于 Src42A 诱导的细胞迁移是必需的

原癌基因 Src 对肿瘤的发生及发展有着至关重要的调控作用,影响着包括增殖、生存、迁移以及侵袭等诸多方面[174],与此相符的是,我们在果蝇中的研究发现 Src42A 过表达能够通过 Ben/dUev1a 这一泛素连接酶复合物诱导 JNK 信号通路依赖的细胞迁移(详见第 6 章)。为了探究 wnd 是否也参与了体内细胞迁移的调节,我们在过表达 Src42A 的同时下调 wnd,发现无论是细胞迁移表型还是 MMP1 的激活都得到了显著抑制(图 10-1 B,D)。我们知道 Rho 也是调控细胞迁移的重要蛋白,与此相同的是,下调 Rho1 表达也很好地抑制了 ptc>Src42A 诱导的迁移(图 10-1 C)。

此外,用 ptc-Gal4 下调细胞基因 lgl 或 scrib 也能够诱导细胞迁移的发生(图 10-1 F,I),这同样依赖于 JNK 通路(未显示),我们发现这种迁移表型能够被 Rho1RNAi 及 wnd RNAi 所抑制(图 10-1 G,H,J,K),表明 Rho1 与 Wnd 调控了翅成虫盘中 JNK 信号通路介导的细胞迁移。

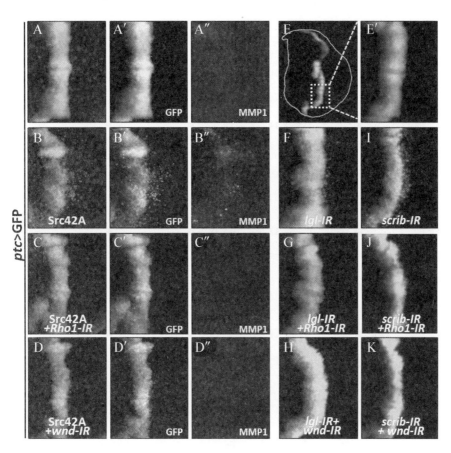

图 10 - 1　Rho1 与 wnd 调控 Src42A 过表达及细胞
极性基因下调诱导的细胞迁移(见彩图 28)

(A—D) 荧光显微镜 3 龄幼虫翅成虫盘 MMP1 抗体染色图片。Src42A 过表达引起的细胞迁移及 MMP1 激活(B, ptc‐Gal4 UAS‐GFP/+; UAS‐Src42A/+)可被下调 Rho1(C, ptc‐Gal4 UAS‐GFP/+; UAS‐Src42A/UAS‐Rho1‐IR)及 wnd(D, ptc‐Gal4 UAS‐GFP/+; UAS‐Src42A/UAS‐wnd‐IR)抑制。

(E—K) 荧光显微镜 3 龄幼虫翅成虫盘图片。与对照相比(E, ptc‐Gal4 UAS‐GFP/+),下调细胞极性基因 lgl(F, ptc‐Gal4 UAS‐GFP/+; UAS‐lgl‐IR/+)或 srcib(I, ptc‐Gal4 UAS‐GFP/UAS‐scrib‐IR)引起的迁移表型能够分别被下调 Rho1(G, ptc‐Gal4 UAS‐GFP/+; UAS‐lgl‐IR/UAS‐Rho1‐IR. J, ptc‐Gal4 UAS‐GFP/UAS‐scrib‐IR; UAS‐Rho1‐IR/+)及 wnd(H, ptc‐Gal4 UAS‐GFP/+; UAS‐lgl‐IR/UAS‐wnd‐IR. K, ptc‐Gal4 UAS‐GFP/UAS‐scrib‐IR; UAS‐wnd‐IR/+)抑制。

10.2　Rho1 通过 Wnd 诱导细胞迁移

Rho1 属于 GTPase 家族成员,参与着包括细胞凋亡、增殖等生理活动。最近研究表明 Rho1 诱导 JNK 信号通路介导的细胞凋亡及补偿性增殖[158,159],与此相符的是,我们发现过表达 Rho1 能够很强地激活 JNK 下游报告基因 puc 转录(图 10-2 J)并引起大量细胞死亡(图 10-2 L)。除此以外,我们观察到用 ptc-Gal4 过表达 Rho1 还能够产生很强的细胞迁移表型并激活 MMP1 的表达(图 10-2 B),并且这种细胞迁移不依赖于它促进细胞凋亡的功能,因为过表达 p35 非但不能抑制该表型,反而能进一步加强 MMP1 激活及增殖(图 10-2 D)。

尽管我们前面实验证据表明 wnd 调控了果蝇体内 JNK 介导的细胞死亡(详见第 9 章),但对于 Wnd 能否调控细胞迁移仍不明了。我们进一步的研究发现除了能够抑制 Src42A 引起的细胞迁移外,wnd 下调还能够抑制 Rho1 过表达引起的迁移表型及 MMP1 激活(图 10-2 C)。此外,我们发现 Rho1 过表达能够引起肌动蛋白(actin)的重塑,而这也是上皮间质转化(EMT)过程的重要标志之一[141]。同样的,这种 Rho1 诱导的 actin 的聚集也依赖于 wnd 的活化(图 10-2 G);而有趣的是,我们发现过表达 Bsk^{DN} 却不能抑制该表型(图10-2 G),尽管它能够完全抑制 Rho1 引起的细胞迁移及 MMP1 激活(未显示),表明 Rho1-Wnd 通过 JNK 非依赖的途径调节了细胞骨架的重塑过程。

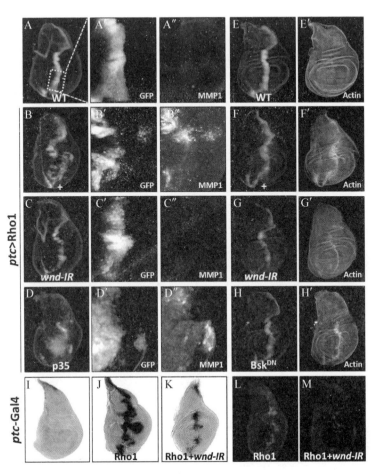

图 10-2　Wnd 调控 Rho1 过表达诱导的细胞迁移（见彩图 29）

(A—D) 荧光显微镜 3 龄幼虫翅成虫盘 MMP1 抗体染色图片。Rho1 过表达引起的细胞迁移及 MMP1 激活(B，ptc-Gal4 UAS-GFP/+；UAS-Rho1/+)可被下调 wnd(C，ptc-Gal4 UAS-GFP/+；UAS-Rho1/UAS-wnd-IR)抑制,而不会因细胞凋亡的抑制而改变(D，ptc-Gal4 UAS-GFP/+；UAS-Rho1/UAS-p35)。

(E—H) 荧光显微镜 3 龄幼虫翅成虫盘 phalloidin 染色图片。与对照相比(E，ptc-Gal4 UAS-GFP/+)，过表达 Rho1 引起的 actin 聚集表型(F，ptc-Gal4 UAS-GFP/+；UAS-Rho1/+)能够被 wnd RNAi 部分抑制(G，ptc-Gal4 UAS-GFP/+；UAS-Rho1/UAS-wnd-IR)，却不会被过表达 Bsk^DN 抑制(H，ptc-Gal4 UAS-GFP/+；UAS-Rho1/UAS-Bsk^DN)。

(I—K) 光学显微镜 3 龄幼虫翅成虫盘 X-Gal 染色图片。过表达 Rho1 激活的 puc 转录(J，ptc-Gal4 UAS-GFP/+；UAS-Rho1/puc^E69)能够被下调 wnd 部分抑制(K，ptc-Gal4 UAS-GFP/+；UAS-Rho1 UAS-wnd-IR/puc^E69)。

(L—M) 荧光显微镜 3 龄幼虫翅成虫盘 AO 染色图片。过表达 Rho1 引起的细胞死亡(L，ptc-Gal4 UAS-GFP/+；UAS-Rho1/+)能够被下调 wnd 部分抑制(M，ptc-Gal4 UAS-GFP/+；UAS-Rho1/UAS-wnd-IR)。

10.3　Rho1 与 Wnd 能够相互作用

已有报道表明 Rho1 能与同为 MAPKKK 家族成员的 dTAK1 及 Slipper(Slpr)相互作用进而调控 JNK 信号通路介导的细胞凋亡[158]。与此相符的是,我们发现下调 wnd 也能够部分抑制 Rho1 引起的细胞死亡(图 10-2 L,M),而我们尚未发表的结果显示 Wnd 调控了 JNK 信号通路介导的细胞死亡。基于以上结果,我们猜测 Rho1 可能通过与 Wnd 相互作用进而激活了下游信号通路。为了验证这个假说,我们首先检测了 Rho1 与 Wnd 在果蝇 S2 细胞中的定位情况,单独转染 Wnd 时,Wnd 均匀分布于细胞质中(图 10-3 A);单转 Rho1 时在细胞质与细胞核中均能检测到 Rho1 表达(图 10-3 B),当共转 Rho1 与 Wnd 时,我们发现 Rho1 与 Wnd 在细胞质与细胞核中都有很好的定位(图 10-3 C)。接下

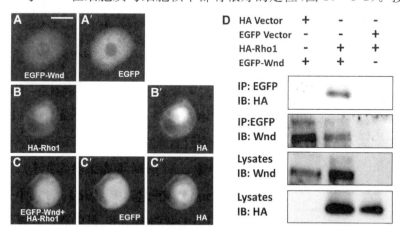

图 10-3　Rho1 与 Wnd 在 S2 细胞中相互作用(见彩图 30)

(A—C) 荧光显微镜果蝇 S2 细胞抗体染色图片。过表达的 Rho1 与 Wnd 共定位在细胞质与细胞核中。免疫荧光所用抗体为 HA(红色)和 DAPI(蓝色)。
(D) 在 S2 细胞中共转 HA-Rho1 与 EGFP-Wnd 后进行 co-IP 实验,结果显示 Wnd 能够与 Rho1 发生相互作用。

来我们又用了免疫共沉淀(co‐IP)的方法检测了两者之间的相互作用。结果显示,过表达的 Rho1 能够与过表达的 Wnd 在 S2 细胞中发生相互作用(图 10‐3 D)。

10.4　Wnd 过表达能够诱导 EMT

既然 wnd 下调能够抑制 Rho1 诱导的细胞迁移的发生并且能与 Rho1 相互作用,于是我们推测也许过表达 Wnd 能产生与 Rho1 类似的细胞迁移表型。由于在翅成虫盘中用 ptc‐Gal4 过表达野生型的 Wnd 会致死,因此我们改用温度敏感型的 tub‐Gal80^{ts} 控制性地表达 Wnd。结果显示过表达 Wnd 能够诱导很强的细胞迁移表型,大量细胞会向后部迁移(图 10‐4 B′),并伴随着 MMP1 的高度激活(图 10‐4 B″),

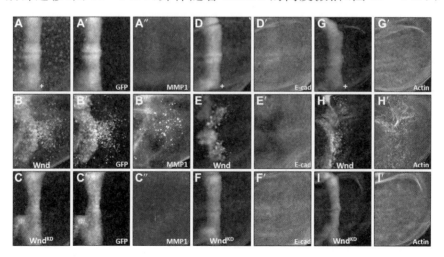

图 10‐4　过表达 Wnd 能够诱导 EMT(见彩图 31)

荧光显微镜 3 龄幼虫翅成虫盘抗体染色图片。与对照相比(A, D, G, ptc‐Gal4 UAS‐GFP/＋),过表达 Wnd 能够引起细胞迁移,激活 MMP1 表达,下调 E‐cad 表达,并引起细胞骨架重塑(B, E, H, ptc‐Gal4 UAS‐GFP/UAS‐Wnd;tub‐Gal80^{ts}/＋),而过表达 Wnd^{KD} 却不能引起明显表型(C, F, I, ptc‐Gal4 UAS‐GFP/UAS‐Wnd^{KD})。

并且这些表型不能被表达 p35 抑制(未显示),表明该迁移表型不是细胞死亡产生的后果。此外,我们还发现 Wnd 过表达显著性地降低了 E-cad 的表达(图 10-4 E'),同时能够影响表皮细胞的完整性,上调肌动蛋白(actin)及整理蛋白(integrin)的表达(图 10-4 H,未显示)。这些结果表明过表达 Wnd 能够赋予细胞很强的侵袭与迁移能力,促使 EMT 过程的发生。同时我们发现过表达激酶失活型的 Wnd(Wnd^{KD})则不能产生任何明显表型(图10-4 C, F, I),说明 Wnd 的功能实施依赖于其激酶活性。

10.5 Wnd 激活 JNK 依赖的细胞迁移

JNK 信号通路能够通过激活 MMP1 的表达调控肿瘤细胞的迁移与侵袭,而 Wnd 过表达能够诱导 MMP1 活化及迁移发生,因此提示我们可能 Wnd 通过激活 JNK 信号通路促进了迁移的发生。为验证这个假说,我们首先检测了 puc 这一 JNK 信号通路报告基因的表达情况。我们发现一方面下调 wnd 的表达能够抑制过表达 Rho1 引起的 puc 激活(图 10-2 I—K);另一方面过表达 Wnd 则能够在翅成虫盘中激活 puc 的转录(图 10-5 A, B)。此外,我们发现过表达 Wnd 也能上调体内 JNK 磷酸化水平(图 10-5 K),充分证明 Wnd 能够激活 JNK 信号通路。与前面结果相符的是,过表达 Wnd^{KD}同样不能激活 JNK(图10-5 C)。为了进一步研究 Wnd 诱导的 EMT 表型与 JNK 通路之间的遗传学上下游关系,我们进行了上位性分析。结果显示 Wnd 引起的细胞迁移、MMP1 激活以及 E-cad 的降低都能被下调 Bsk 抑制(图10-5 D—E, G—H)。有趣的是,我们发现 Wnd 诱导的肌动蛋白聚集表型却不能被过表达 Bsk^{DN}所抑制(图 10-5 F, I),这与前面我们的实验结果相符,表明 Rho1-Wnd 能够激活 JNK 信号通路非依赖的细胞骨架重塑过程。

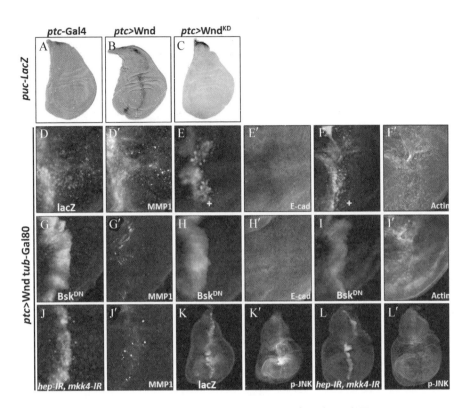

图 10‑5　Wnd 通过 Hep‑MKK4 诱导细胞迁移（见彩图 32）

（A—C）光学显微镜 3 龄幼虫翅成虫盘 X‑Gal 染色图片。与对照相比（A, ptc‑Gal4 UAS‑ GFP/＋；pucE69/＋），过表达 Wnd 能够激活 puc 转录（B, ptc‑Gal4 UAS‑GFP/UAS‑Wnd; pucE69/tub‑Gal80ts），而过表达 WndKD 则不能（C, ptc‑Gal4 UAS‑GFP/UAS‑WndKD; pucE69/＋）。

（D—L）荧光显微镜 3 龄幼虫翅成虫盘抗体染色图片。Wnd 过表达引起的细胞迁移、MMP1 激活（D, ptc‑Gal4 UAS‑GFP/UAS‑Wnd; tub‑Gal80ts/＋）及 E‑cad 的降低（E）可被过表达 BskDN 抑制（G, H, ptc‑Gal4 UAS‑GFP/UAS‑Wnd; tub‑Gal80ts/UAS‑BskDN），而 Wnd 引起的肌动蛋白上调（F）却不会受 BskDN 过表达影响（I）。Wnd 过表达引起的迁移表型及 JNK 磷酸化激活也能被同时下调 hep 以及 mkk4 表达所抑制（J, L, ptc‑Gal4 UAS‑GFP/UAS‑ Wnd UAS‑mkk4‑IR; tub‑Gal80ts/UAS‑hep‑IR）。

　　在果蝇中存在两个 JNK 激酶，分别为 Hep 以及 MKK4（MAP kinase kinase 4）。Hep 调控了背部闭合、形态发生及肿瘤细胞迁移[17,80,175]；而 MKK4 则调控了 Egr 诱导的细胞死亡[81]。我们发现尽管单独下调 hep 或者 mkk4 能够抑制 Wnd 过表达引起的小眼表型（第 9

章),但却不能明显抑制 Wnd 引起的迁移表型(未显示),而同时下调 hep 与 mkk4 则能够显著抑制 Wnd 诱导的迁移及 MMP1 激活 (10.5 J),同时也抑制了 Wnd 引起的 JNK 磷酸化上调(图 10 - 5 L)。以上结果表明 Rho1 - Wnd 通过 Hep 及 MKK4 激活了 JNK 信号通路介导的细胞迁移。

10.6　本　章　小　结

我们的研究结果表明 Rho1 与 Wnd 相互作用,调控了翅成虫盘中 Src42A 过表达及细胞极性基因缺失引起的细胞迁移。下调 wnd 表达能够抑制 Rho1 诱导的细胞迁移及 JNK 活化,而反之过表达 Wnd 则能激活 JNK 并诱导 Hep 及 MKK4 依赖的细胞迁移及 EMT。此外,我们发现 Rho1 与 Wnd 还能激活 actin 的表达,而这不依赖于 JNK 信号通路 (图 10 - 6)。本研究不但首次揭示了 Wnd 这一 MAPKKK 家族成员调控 JNK 介导的细胞迁移的新功能,更是为进一步阐明 Rho 相关的肿瘤迁移治疗提供了理论基础及可能的药物靶点。

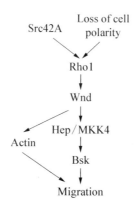

图 10 - 6　Rho - Wnd 调控 JNK 介导的细胞迁移示意图

第11章

总结与展望

11.1 结　　论

　　癌症是影响人类健康最为严重的疾病之一,癌症导致的死亡人数约占总死亡人数的 1/4,因此阐明癌症发生发展及转移的机制对于预防及治疗癌症有着重要意义。近年来研究人员发现果蝇也可作为模式生物研究癌症发生的机制,并在不同器官和组织中成功建立了肿瘤发生及迁移模型。JNK 信号通路不但调控了包括增殖、分化、凋亡、迁移等重要生理生化活动,而且从果蝇到人类高度保守,这使得我们用果蝇研究人类癌症相关基因成为可能。

　　本研究用黑腹果蝇作为主要研究对象,利用 GMR>Egr 诱导的小眼表型为模型,通过遗传筛选找到了若干个 Egr - JNK 信号通路的新成员,并在后续试验中结合遗传学、发育生物学、分子生物学、细胞生物学及生物化学等多种技术方法与手段,揭示了这些基因在调控细胞死亡、肿瘤发生及细胞迁移等生理活动的分子机制(图 11 - 1)。本研究不但完善了 TNF - JNK 信号通路的调控网络,找到若干新基因并阐明了其分子机制,而且为研究人类癌症发生的机制与治疗提供了重要线索及可

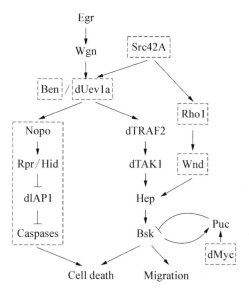

图 11-1　Egr-JNK 信号通路新成员鉴定结果示意图

能的药物靶点。

11.2　讨论与展望

本研究虽然成功筛选并鉴定了若干个 TNF-JNK 信号通路新成员,并初步揭示了其在细胞死亡及迁移等方面的重要调控作用,但也只是冰山一角,仍存在大量问题尚未解决,有待进一步的深入研究,这里择其要者简要讨论如下:

1. 果蝇体内 JNK 活化如何诱导细胞死亡发生?

我们的实验结果初步证明果蝇体内肿瘤坏死因子(Egr)诱导的细胞死亡由不同的信号通路介导,一条是 JNK 信号通路依赖的,而另一条则是 caspase 介导的(详见第 5 章)。支持此结论的证据包括:① Egr 引起的小眼表型既能被下调 JNK 抑制,也能被阻断 caspase 活性抑制;而过表达 JNK 上游激酶（Hep）引起的小眼表型却不会依赖于 caspase 活化。② 眼部过表达 Egr 能够激活凋亡促进基因 rpr 及 hid 的表达，过表达 Hep 却不能。③ 下调 nopo 表达能够抑制 Egr 产生的小眼表型，而过表达 NOPO 能激活 caspase 介导的，JNK 非依赖的细胞死亡发生。最近其他实验室的研究也进一步支持了我们的结论，Kanda 等人证明了 Egr 能够通过能量代谢通路激活 caspase 非依赖的细胞死亡[176]，而 Shin 等人发现 dTKA1 过表达引起的小眼表型不能被表达 p35 所抑制[177]。尽管以上研究均证明 JNK 诱导的细胞死亡并不依赖于 caspase 的活化，但也有研究表明在特定情况下 JNK 也能够激活 caspase：如过表达转录调控因子 NAB 就能通过 JNK 通路激活 caspase 介导的细胞凋亡及补偿性增殖发生[178]；在受到刺激时，JNK 还能够通过 p53 激活 caspase 依赖的细胞凋亡，而这种 caspase 活化又能够正反馈激活 JNK，将凋亡信号进一步放大[179]。综上所述，果蝇体内 JNK 的活化与 caspase 介导的细胞凋亡发生并不是简单的上下游关系，而是因组织或情况的不同而变的。

我们知道细胞凋亡只是细胞死亡的一种，而越来越多的研究表明另外一种细胞死亡形式——吞噬作用（autophagy）也扮演着非常重要的角色，同样的我们也能够用果蝇这一经典模式生物对吞噬的机制进行研究[180]。而近年来的研究发现 JNK 信号通路也可激活吞噬作用介导的细胞死亡发生[177]，而在氧化压力刺激下，JNK 还能上调吞噬相关基因的表达[181]，而至于 Egr 以及 JNK 信号通路其他成员是否同样参与了吞噬作用则仍需要进一步的研究来证实。

2. TNF 究竟是促癌基因还是抑癌基因？

肿瘤坏死因子发现于 1975 年，Carswell 等人在给接种卡介苗（BCG）的小鼠注射脂多糖（LPS）后发现血清中存在能够杀伤肿瘤细胞或使肿瘤组织发生坏死的因子，将其命名为肿瘤坏死因子（tumor necrosis factor，TNF)[182]。之后研究人员相继发现了它在调控免疫应答，细胞凋亡及肿瘤发生过程起到的关键作用[11,183,184]。过表达果蝇中 TNF 同源物 Egr 同样能够诱导凋亡发生[60,61]，但研究人员对于 Egr 究竟是促癌基因还是抑癌基因却存在很大争议。一方面，在成虫盘中诱导 scrib$^{-/-}$ 克隆，这些克隆会被 Egr - JNK 诱导的内吞作用清除[9]，表明 Egr 有着抑制癌症发生的作用；而另一方面，在 scrib$^{-/-}$ - Ras^{V12} 诱导的肿瘤发生与迁移模型中，缺失 Egr 则能够完全抑制肿瘤细胞的增殖及侵袭[185]，表明在 Ras 存在的情况下，Egr 可以促进癌症的发生；同样的，研究人员还发现过表达 Egr 能够与 Ras 协同作用促进肿瘤的增殖，但却不会产生侵袭及迁移表型[17]。我们在研究过程中发现在眼部过表达 Egr 能激活 JNK 信号通路依赖的细胞死亡，而在翅成虫盘中沿着前后轴特异性地过表达 Egr 则能够诱导细胞迁移，尽管本人对于该细胞迁移模型仍持一定怀疑态度（见下一点），这些结果表明 Egr 对于肿瘤发生的调控作用是因情况而异的。鉴于 TNF 在调控炎症免疫方面同样有重要作用，进一步研究阐明 TNF 影响癌症发生的机制显得尤为重要。

3. 细胞死亡与细胞迁移之间究竟有何联系？

我们的实验证据充分证明了在翅成虫盘中用 ptc 启动子上调 JNK 信号通路的成员能够促进细胞迁移的发生，但与此同时，也会伴随着细胞死亡及凋亡的发生。以 ptc>Rho1 为例，尽管过表达 Rho1 产生的迁移表型非常明显并且不会被过表达 p35 抑制，但其同时也会激活很强的死亡及凋亡发生，而这同样依赖于 JNK 通路[158]。值得一提的是，癌症发生的重要特征之一就是癌细胞能够逃避死亡[22,56,186]，有研究发现尽管许多肿瘤细胞有很高的 caspase 活性，但它们却不会发生凋亡[187]，Huang 等人在小鼠上的研究也发现 caspase 3 的活化能够促进肿瘤的增殖和生长[188]，表明 caspase 与癌症发生存在着正关联。而最近在果蝇中研究更是证明了这一点，倘若在上调 caspase 活性的同时抑制细胞凋亡,那这些"不死"的细胞会激活 JNK 信号通路,并产生迁移表型[51]。以上证据表明细胞迁移的发生与细胞凋亡或死亡有着密切联系,而这也提示我们在治疗癌症的过程中不能仅依赖于放疗等外界手段简单的杀死癌细胞,因为这是一把双刃剑,若癌细胞受到刺激诱导 caspase 活化后未被完全清楚,那这反而会进一步加速癌症病人病情的恶化及癌细胞的转移和扩散。因此我们需要用更多的实验证据阐明细胞迁移与细胞凋亡之间的关联,为治疗癌症提供可靠的线索及靶点。

　　4. 如何有效地将果蝇癌症研究与临床治疗相关联?

　　用果蝇研究癌症发生尽管有着诸多优势,并且能够研究几乎癌症发生过程中的所有特征(详见第 1 章),但与哺乳动物研究相比,仍存在着不少短板。而最为重要的一点因为缺失某些调控基因,使得部分人类疾病不能用果蝇建立模型[189],比如果蝇没有血管,只有一个心室,血细胞暴露在开放式循环系统中,而且果蝇氧气的获得是通过扩散而非冠状动脉[190]。尽管存在着一定劣势,但鉴于进化及功能上的高度保守性,我们还是能够利用果蝇对包括肿瘤在内等许多人类重大疾病进行分子机制研究。如本研究就意外的发现过表达癌基因 dMyc 非但没能促进,反而很好地抑制了 lgl - Ras 协同作用下诱导的肿瘤细胞迁移,进一步的研究发现 Myc - Max 转录复合物通过直接调控 puc 的转录,从而抑制了果蝇体内 JNK 信号通路介导的细胞迁移(详见第 7 章)。而更重要的是,我们发现过表达其人类同源物 cMyc 同样能够抑制肿瘤侵袭及细胞迁移,证明了其功能在进化上的保守性,这也使得我们的研究意义更加重大,提示我们很有可能在哺乳动物身上,cMyc 也发挥着类似的功能。

　　正因为有着遗传操作方便及可进行大规模体内筛选等诸多优势,果蝇也受到越来越多肿瘤学家的青睐[36,56,125]。而我们需要做的就是充分利用果蝇这些优势,建立一系列更为高效的肿瘤或者其他疾病发生及筛选模型,以期最终实现由基础研究到临床治疗的转化。

参考文献

[1] Weston C R, Davis R J. The JNK signal transduction pathway[J]. Curr Opin Cell Biol, 2007, 19(2): 142 - 149.

[2] Kyriakis J M, Avruch J. pp54 microtubule-associated protein 2 kinase. A novel serine/threonine protein kinase regulated by phosphorylation and stimulated by poly-L-lysine[J]. J Biol Chem, 1990, 265(28): 17355 - 17363.

[3] Kanda H, Miura M. Regulatory roles of JNK in programmed cell death[J]. J Biochem, 2004, 136(1): 1 - 6.

[4] Huang C, Jacobson K, Schaller M D. A role for JNK - paxillin signaling in cell migration[J]. Cell Cycle, 2004, 3(1): 4 - 6.

[5] Huang C, Rajfur Z, Borchers C, et al. JNK phosphorylates paxillin and regulates cell migration[J]. Nature, 2003, 424(6945): 219 - 223.

[6] Dhanasekaran D N, Reddy E P. JNK signaling in apoptosis[J]. Oncogene, 2008, 27(48): 6245 - 6251.

[7] Chauhan D, Li G, Hideshima T, et al. JNK - dependent release of mitochondrial protein, Smac, during apoptosis in multiple myeloma (MM) cells[J]. J Biol Chem, 2003, 278(20): 17593 - 17596.

[8] Igaki T. Correcting developmental errors by apoptosis: lessons from

Drosophila JNK signaling[J]. Apoptosis, 2009, 14(8): 1021 - 1028.

[9] Igaki T, Pastor-Pareja J C, Aonuma H, et al. Intrinsic tumor suppression and epithelial maintenance by endocytic activation of Eiger/TNF signaling in Drosophila[J]. Dev Cell, 2009, 16(3): 458 - 465.

[10] Siegel R, Ward E, Brawley O, et al. Cancer statistics, 2011: the impact of eliminating socioeconomic and racial disparities on premature cancer deaths [J]. CA Cancer J Clin, 2011, 61(4): 212 - 236.

[11] Valastyan S, Weinberg R A. Tumor metastasis: molecular insights and evolving paradigms[J]. Cell, 2011, 147(2): 275 - 292.

[12] Chen F. JNK - induced apoptosis, compensatory growth, and cancer stem cells[J]. Cancer Res, 2012, 72(2): 379 - 386.

[13] Nateri A S, Spencer-Dene B, Behrens A. Interaction of phosphorylated c - Jun with TCF4 regulates intestinal cancer development[J]. Nature, 2005, 437(7056): 281 - 285.

[14] Gao Y, Tao J, Li M O, et al. JNK1 is essential for CD8＋T cell-mediated tumor immune surveillance[J]. J Immunol, 2005, 175(9): 5783 - 5789.

[15] Tong C, Yin Z, Song Z, et al. c - Jun NH2 - terminal kinase 1 plays a critical role in intestinal homeostasis and tumor suppression[J]. Am J Pathol, 2007, 171(1): 297 - 303.

[16] Hirabayashi S, Baranski T J, Cagan R L. Transformed Drosophila cells evade diet-mediated insulin resistance through wingless signaling[J]. Cell, 2013, 154(3): 664 - 675.

[17] Igaki T, Pagliarini R A, Xu T. Loss of cell polarity drives tumor growth and invasion through JNK activation in Drosophila[J]. Curr Biol, 2006, 16(11): 1139 - 1146.

[18] Cellurale C, Sabio G, Kennedy N J, et al. Requirement of c - Jun NH(2)-terminal kinase for Ras-initiated tumor formation[J]. Mol Cell Biol, 2011, 31(7): 1565 - 1576.

[19] Antonyak M A, Kenyon L C, Godwin A K, et al. Elevated JNK activation contributes to the pathogenesis of human brain tumors[J]. Oncogene, 2002, 21(33): 5038 – 5046.

[20] Hui L, Zatloukal K, Scheuch H, et al. Proliferation of human HCC cells and chemically induced mouse liver cancers requires JNK1 – dependent p21 downregulation[J]. J Clin Invest, 2008, 118(12): 3943 – 3953.

[21] Chang Q, Zhang Y, Beezhold K J, et al. Sustained JNK1 activation is associated with altered histone H3 methylations in human liver cancer[J]. J Hepatol, 2009, 50(2): 323 – 333.

[22] Hanahan D, Weinberg R A. Hallmarks of cancer: the next generation[J]. Cell, 2011, 144(5): 646 – 674.

[23] Ryoo H D, Gorenc T, Steller H. Apoptotic cells can induce compensatory cell proliferation through the JNK and the Wingless signaling pathways[J]. Dev Cell, 2004, 7(4): 491 – 501.

[24] Pastor-Pareja J C, Wu M, Xu T. An innate immune response of blood cells to tumors and tissue damage in Drosophila[J]. Dis Model Mech, 2008, 1(2 – 3): 144 – 154; discussion 153.

[25] Wu M, Pastor-Pareja J C, Xu T. Interaction between Ras (V12) and scribbled clones induces tumour growth and invasion[J]. Nature, 2010, 463 (7280): 545 – 548.

[26] Jiang H, Patel P H, Kohlmaier A, et al. Cytokine/Jak/Stat signaling mediates regeneration and homeostasis in the Drosophila midgut[J]. Cell, 2009, 137(7): 1343 – 1355.

[27] Biteau B, Jasper H. EGF signaling regulates the proliferation of intestinal stem cells in Drosophila[J]. Development, 2011, 138(6): 1045 – 1055.

[28] Kim E K, Choi E J. Pathological roles of MAPK signaling pathways in human diseases[J]. Biochim Biophys Acta, 2010, 1802(4): 396 – 405.

[29] Han Z, Boyle D L, Chang L, et al. c – Jun N – terminal kinase is required for

metalloproteinase expression and joint destruction in inflammatory arthritis [J]. J Clin Invest, 2001, 108(1): 73 - 81.

[30] Cho H, Black S C, Looper D, et al. Pharmacological characterization of a small molecule inhibitor of c - Jun kinase[J]. Am J Physiol Endocrinol Metab, 2008, 295(5): E1142 - 1151.

[31] Rubin G M, Lewis E B. A brief history of Drosophila's contributions to genome research[J]. Science, 2000, 287(5461): 2216 - 2218.

[32] Rubin G M, Yandell M D, Wortman J R, et al. Comparative genomics of the eukaryotes[J]. Science, 2000, 287(5461): 2204 - 2215.

[33] Wassarman D A, Therrien M, Rubin G M. The Ras signaling pathway in Drosophila[J]. Curr Opin Genet Dev, 1995, 5(1): 44 - 50.

[34] Halder G, Mills G B. Drosophila in cancer research: to boldly go where no one has gone before[J]. Oncogene, 2011, 30(39): 4063 - 4066.

[35] Miles W O, Dyson N J, Walker J A. Modeling tumor invasion and metastasis in Drosophila[J]. Dis Model Mech, 2011, 4(6): 753 - 761.

[36] Gonzalez C. Drosophila melanogaster: a model and a tool to investigate malignancy and identify new therapeutics[J]. Nat Rev Cancer, 2013, 13(3): 172 - 183.

[37] Elsum I, Yates L, Humbert P O, et al. The Scribble-Dlg-Lgl polarity module in development and cancer: from flies to man[J]. Essays Biochem, 2012, 53: 141 - 168.

[38] Brumby A M, Richardson H E. Scribble mutants cooperate with oncogenic Ras or Notch to cause neoplastic overgrowth in Drosophila[J]. EMBO J, 2003, 22(21): 5769 - 5779.

[39] Pagliarini R A, Xu T. A genetic screen in Drosophila for metastatic behavior [J]. Science, 2003, 302(5648): 1227 - 1231.

[40] Ohsawa S, Sato Y, Enomoto M, et al. Mitochondrial defect drives non-autonomous tumour progression through Hippo signalling in Drosophila[J].

Nature，2012，490(7421)：547－551.

[41] Brumby A M, Goulding K R, Schlosser T, et al. Identification of novel Ras-cooperating oncogenes in Drosophila melanogaster：a RhoGEF/Rho-family/JNK pathway is a central driver of tumorigenesis[J]. Genetics，2011，188(1)：105－125.

[42] Ferres-Marco D, Gutierrez-Garcia I, Vallejo D M, et al. Epigenetic silencers and Notch collaborate to promote malignant tumours by Rb silencing[J]. Nature，2006，439(7075)：430－436.

[43] Bossuyt W, De Geest N, Aerts S, et al. The atonal proneural transcription factor links differentiation and tumor formation in Drosophila[J]. PLoS Biol，2009，7(2)：e40.

[44] Xu T, Wang W, Zhang S, et al. Identifying tumor suppressors in genetic mosaics：the Drosophila lats gene encodes a putative protein kinase[J]. Development，1995，121(4)：1053－1063.

[45] Yu F X, Guan K L. The Hippo pathway：regulators and regulations[J]. Genes Dev，2013，27(4)：355－371.

[46] St John M A, Tao W, Fei X, et al. Mice deficient of Lats1 develop soft-tissue sarcomas, ovarian tumours and pituitary dysfunction[J]. Nat Genet，1999，21(2)：182－186.

[47] Tao W, Zhang S, Turenchalk G S, et al. Human homologue of the Drosophila melanogaster lats tumour suppressor modulates CDC2 activity[J]. Nat Genet，1999，21(2)：177－181.

[48] Vidal M, Warner S, Read R, et al. Differing Src signaling levels have distinct outcomes in Drosophila[J]. Cancer Res，2007，67(21)：10278－10285.

[49] Kajita M, Hogan C, Harris A R, et al. Interaction with surrounding normal epithelial cells influences signalling pathways and behaviour of Src-transformed cells[J]. J Cell Sci，2010，123(Pt 2)：171－180.

[50] Das T K, Sangodkar J, Negre N, et al. Sin3a acts through a multi-gene module to regulate invasion in Drosophila and human tumors[J]. Oncogene, 2013, 32(26): 3184 – 3197.

[51] Rudrapatna V A, Bangi E, Cagan R L. Caspase signalling in the absence of apoptosis drives Jnk-dependent invasion[J]. EMBO Rep, 2013, 14(2): 172 – 177.

[52] Wild-Bode C, Weller M, Rimner A, et al. Sublethal irradiation promotes migration and invasiveness of glioma cells: implications for radiotherapy of human glioblastoma[J]. Cancer Res, 2001, 61(6): 2744 – 2750.

[53] Beaucher M, Goodliffe J, Hersperger E, et al. Drosophila brain tumor metastases express both neuronal and glial cell type markers[J]. Dev Biol, 2007, 301(1): 287 – 297.

[54] Woodhouse E, Hersperger E, Shearn A. Growth, metastasis, and invasiveness of Drosophila tumors caused by mutations in specific tumor suppressor genes[J]. Dev Genes Evol, 1998, 207(8): 542 – 550.

[55] Pandey U B, Nichols C D. Human disease models in Drosophila melanogaster and the role of the fly in therapeutic drug discovery[J]. Pharmacol Rev, 2011, 63(2): 411 – 436.

[56] Christofi T, Apidianakis Y. Drosophila and the Hallmarks of Cancer[J]. Adv Biochem Eng Biotechnol, 2013.

[57] Dar A C, Das T K, Shokat K M, et al. Chemical genetic discovery of targets and anti-targets for cancer polypharmacology[J]. Nature, 2012, 486(7401): 80 – 84.

[58] Willoughby L F, Schlosser T, Manning S A, et al. An in vivo large-scale chemical screening platform using Drosophila for anti-cancer drug discovery[J]. Dis Model Mech, 2013, 6(2): 521 – 529.

[59] 吕淑敏,耕思奚.果蝇背闭合行为中 DJNK 信号转导途径研究进展[J].昆虫知识,2005,42(2): 113 – 118.

[60] Igaki T, Kanda H, Yamamoto-Goto Y, et al. Eiger, a TNF superfamily ligand that triggers the Drosophila JNK pathway[J]. EMBO J, 2002, 21 (12): 3009 - 3018.

[61] Moreno E, Yan M, Basler K. Evolution of TNF signaling mechanisms: JNK - dependent apoptosis triggered by Eiger, the Drosophila homolog of the TNF superfamily[J]. Curr Biol, 2002, 12(14): 1263 - 1268.

[62] Duffy J B. GAL4 system in Drosophila: a fly geneticist's Swiss army knife [J]. Genesis, 2002, 34(1 - 2): 1 - 15.

[63] Uthaman S B, Godenschwege T A, Murphey R K. A mechanism distinct from highwire for the Drosophila ubiquitin conjugase bendless in synaptic growth and maturation[J]. J Neurosci, 2008, 28(34): 8615 - 8623.

[64] Mihaly J, Kockel L, Gaengel K, et al. The role of the Drosophila TAK homologue dTAK during development[J]. Mech Dev, 2001, 102(1 - 2): 67 - 79.

[65] Xue L, Igaki T, Kuranaga E, et al. Tumor suppressor CYLD regulates JNK - induced cell death in Drosophila[J]. Dev Cell, 2007, 13(3): 446 - 454.

[66] Merkle J A, Rickmyre J L, Garg A, et al. no poles encodes a predicted E3 ubiquitin ligase required for early embryonic development of Drosophila[J]. Development, 2009, 136(3): 449 - 459.

[67] Pedraza L G, Stewart R A, Li D M, et al. Drosophila Src-family kinases function with Csk to regulate cell proliferation and apoptosis[J]. Oncogene, 2004, 23(27): 4754 - 4762.

[68] Zaffran S, Chartier A, Gallant P, et al. A Drosophila RNA helicase gene, pitchoune, is required for cell growth and proliferation and is a potential target of d-Myc[J]. Development, 1998, 125(18): 3571 - 3584.

[69] Benassayag C, Montero L, Colombie N, et al. Human c - Myc isoforms differentially regulate cell growth and apoptosis in Drosophila melanogaster

[J]. Mol Cell Biol, 2005, 25(22): 9897 - 9909.

[70] Srivastava A, Pastor-Pareja J C, Igaki T, et al. Basement membrane remodeling is essential for Drosophila disc eversion and tumor invasion[J]. Proc Natl Acad Sci U S A, 2007, 104(8): 2721 - 2726.

[71] Dong J, Feldmann G, Huang J, et al. Elucidation of a universal size-control mechanism in Drosophila and mammals[J]. Cell, 2007, 130(6): 1120 - 1133.

[72] Wu S, Liu Y, Zheng Y, et al. The TEAD/TEF family protein Scalloped mediates transcriptional output of the Hippo growth-regulatory pathway[J]. Dev Cell, 2008, 14(3): 388 - 398.

[73] Zhang L, Ren F, Zhang Q, et al. The TEAD/TEF family of transcription factor Scalloped mediates Hippo signaling in organ size control[J]. Dev Cell, 2008, 14(3): 377 - 387.

[74] Collins C A, Wairkar Y P, Johnson S L, et al. Highwire restrains synaptic growth by attenuating a MAP kinase signal[J]. Neuron, 2006, 51(1): 57 - 69.

[75] Kanda H, Igaki T, Kanuka H, et al. Wengen, a member of the Drosophila tumor necrosis factor receptor superfamily, is required for Eiger signaling [J]. J Biol Chem, 2002, 277(32): 28372 - 28375.

[76] Boulanger A, Farge M, Ramanoudjame C, et al. Drosophila motor neuron retraction during metamorphosis is mediated by inputs from TGF - beta/ BMP signaling and orphan nuclear receptors [J]. PLoS One, 2012, 7 (7): e40255.

[77] Lesch C, Jo J, Wu Y, et al. A targeted UAS - RNAi screen in Drosophila larvae identifies wound closure genes regulating distinct cellular processes [J]. Genetics, 2010, 186(3): 943 - 957.

[78] Thomas J B, Wyman R J. Mutations altering synaptic connectivity between identified neurons in Drosophila[J]. J Neurosci, 1984, 4(2): 530 - 538.

[79] Geuking P, Narasimamurthy R, Basler K. A genetic screen targeting the tumor necrosis factor/Eiger signaling pathway: identification of Drosophila TAB2 as a functionally conserved component[J]. Genetics, 2005, 171(4): 1683 - 1694.

[80] Glise B, Bourbon H, Noselli S. hemipterous encodes a novel Drosophila MAP kinase kinase, required for epithelial cell sheet movement[J]. Cell, 1995, 83(3): 451 - 461.

[81] Geuking P, Narasimamurthy R, Lemaitre B, et al. A non-redundant role for Drosophila Mkk4 and hemipterous/Mkk7 in TAK1 - mediated activation of JNK[J]. PLoS One, 2009, 4(11): e7709.

[82] Riesgo-Escovar J R, Jenni M, Fritz A, et al. The Drosophila Jun - N - terminal kinase is required for cell morphogenesis but not for DJun-dependent cell fate specification in the eye[J]. Genes Dev, 1996, 10(21): 2759 - 2768.

[83] Fanto M, Weber U, Strutt D I, et al. Nuclear signaling by Rac and Rho GTPases is required in the establishment of epithelial planar polarity in the Drosophila eye[J]. Curr Biol, 2000, 10(16): 979 - 988.

[84] Nordstrom W, Chen P, Steller H, et al. Activation of the reaper gene during ectopic cell killing in Drosophila[J]. Dev Biol, 1996, 180(1): 213 - 226.

[85] Oh C E, McMahon R, Benzer S, et al. bendless, a Drosophila gene affecting neuronal connectivity, encodes a ubiquitin-conjugating enzyme homolog[J]. J Neurosci, 1994, 14(5 Pt 2): 3166 - 3179.

[86] Fischer J A, Giniger E, Maniatis T, et al. GAL4 activates transcription in Drosophila[J]. Nature, 1988, 332(6167): 853 - 856.

[87] Brand A H, Perrimon N. Targeted gene expression as a means of altering cell fates and generating dominant phenotypes[J]. Development, 1993, 118 (2): 401 - 415.

[88] St Johnston D. The art and design of genetic screens: Drosophila

melanogaster[J]. Nat Rev Genet, 2002, 3(3): 176 - 188.

[89] McGuire S E, Le P T, Osborn A J, et al. Spatiotemporal rescue of memory dysfunction in Drosophila[J]. Science, 2003, 302(5651): 1765 - 1768.

[90] Golic K G, Lindquist S. The FLP recombinase of yeast catalyzes site-specific recombination in the Drosophila genome[J]. Cell, 1989, 59(3): 499 -509.

[91] Levayer R, Moreno E. Mechanisms of cell competition: themes and variations[J]. J Cell Biol, 2013, 200(6): 689 - 698.

[92] Zhang S P, Xue L. Progress on cell lineage analysis in Drosophila melanogaster[J]. Yi Chuan, 2012, 34(7): 819 - 828.

[93] Lee T, Luo L. Mosaic analysis with a repressible cell marker for studies of gene function in neuronal morphogenesis[J]. Neuron, 1999, 22(3): 451 - 461.

[94] Castel S E, Martienssen R A. RNA interference in the nucleus: roles for small RNAs in transcription, epigenetics and beyond[J]. Nat Rev Genet, 2013, 14(2): 100 - 112.

[95] Dietzl G, Chen D, Schnorrer F, et al. A genome-wide transgenic RNAi library for conditional gene inactivation in Drosophila[J]. Nature, 2007, 448 (7150): 151 - 156.

[96] Abrams J M, White K, Fessler L I, et al. Programmed cell death during Drosophila embryogenesis[J]. Development, 1993, 117(1): 29 - 43.

[97] Thomas J B, Wyman R J. A mutation in Drosophila alters normal connectivity between two identified neurones[J]. Nature, 1982, 298(5875): 650 - 651.

[98] Zhao H, Zheng X, Yuan X, et al. Ben Functions with scamp during synaptic transmission and long-term memory formation in Drosophila[J]. J Neurosci, 2009, 29(2): 414 - 424.

[99] Zhou R, Silverman N, Hong M, et al. The role of ubiquitination in Drosophila innate immunity[J]. J Biol Chem, 2005, 280 (40): 34048 -

34055.

[100] Deng L，Wang C，Spencer E，et al. Activation of the IkappaB kinase complex by TRAF6 requires a dimeric ubiquitin-conjugating enzyme complex and a unique polyubiquitin chain［J］. Cell，2000，103（2）：351 - 361.

[101] White K，Tahaoglu E，Steller H. Cell killing by the Drosophila gene reaper ［J］. Science，1996，271(5250)：805 - 807.

[102] Takatsu Y，Nakamura M，Stapleton M，et al. TAK1 participates in c - Jun N - terminal kinase signaling during Drosophila development［J］. Mol Cell Biol，2000，20(9)：3015 - 3026.

[103] Park S，Chung S，Kim K M，et al. Determination of binding constant of transcription factor myc-max/max-max and E - box DNA：the effect of inhibitors on the binding［J］. Biochim Biophys Acta，2004，1670(3)：217 - 228.

[104] Shi C S，Kehrl J H. Tumor necrosis factor (TNF)- induced germinal center kinase-related （GCKR） and stress-activated protein kinase （SAPK） activation depends upon the E2/E3 complex Ubc13 - Uev1A/TNF receptor-associated factor 2 （TRAF2）［J］. J Biol Chem，2003，278(17)：15429 - 15434.

[105] Reiley W，Zhang M，Sun S C. Negative regulation of JNK signaling by the tumor suppressor CYLD［J］. J Biol Chem，2004，279(53)：55161 - 55167.

[106] Hainaut P，Plymoth A. Targeting the hallmarks of cancer：towards a rational approach to next-generation cancer therapy［J］. Curr Opin Oncol，2013，25(1)：50 - 51.

[107] Vidal M，Larson D E，Cagan R L. Csk-deficient boundary cells are eliminated from normal Drosophila epithelia by exclusion，migration，and apoptosis［J］. Dev Cell，2006，10(1)：33 - 44.

[108] Syed N A，Andersen P L，Warrington R C，et al. Uev1A，a ubiquitin

conjugating enzyme variant, inhibits stress-induced apoptosis through NF-kappaB activation[J]. Apoptosis, 2006, 11(12): 2147 – 2157.

[109] Xiao W, Lin S L, Broomfield S, et al. The products of the yeast MMS2 and two human homologs (hMMS2 and CROC – 1) define a structurally and functionally conserved Ubc-like protein family[J]. Nucleic Acids Res, 1998, 26(17): 3908 – 3914.

[110] Locksley R M, Killeen N, Lenardo M J. The TNF and TNF receptor superfamilies: integrating mammalian biology[J]. Cell, 2001, 104(4): 487 –501.

[111] Varfolomeev E E, Ashkenazi A. Tumor necrosis factor: an apoptosis JuNKie? [J]. Cell, 2004, 116(4): 491 – 497.

[112] Hawkins C J, Wang S L, Hay B A. A cloning method to identify caspases and their regulators in yeast: identification of Drosophila IAP1 as an inhibitor of the Drosophila caspase DCP – 1[J]. Proc Natl Acad Sci U S A, 1999, 96(6): 2885 – 2890.

[113] Holley C L, Olson M R, Colon-Ramos D A, et al. Reaper eliminates IAP proteins through stimulated IAP degradation and generalized translational inhibition[J]. Nat Cell Biol, 2002, 4(6): 439 – 444.

[114] Martins L M, Iaccarino I, Tenev T, et al. The serine protease Omi/HtrA2 regulates apoptosis by binding XIAP through a reaper-like motif[J]. J Biol Chem, 2002, 277(1): 439 – 444.

[115] Giot L, Bader J S, Brouwer C, et al. A protein interaction map of Drosophila melanogaster[J]. Science, 2003, 302(5651): 1727 – 1736.

[116] Yeatman T J. A renaissance for SRC[J]. Nat Rev Cancer, 2004, 4(6): 470 – 480.

[117] Parsons S J, Parsons J T. Src family kinases, key regulators of signal transduction[J]. Oncogene, 2004, 23(48): 7906 – 7909.

[118] Simon M A, Drees B, Kornberg T, et al. The nucleotide sequence and the

tissue-specific expression of Drosophila c-src[J]. Cell, 1985, 42(3): 831 – 840.

[119] Takahashi F, Endo S, Kojima T, et al. Regulation of cell-cell contacts in developing Drosophila eyes by Dsrc41, a new, close relative of vertebrate c-src[J]. Genes Dev, 1996, 10(13): 1645 – 1656.

[120] Dodson G S, Guarnieri D J, Simon M A. Src64 is required for ovarian ring canal morphogenesis during Drosophila oogenesis[J]. Development, 1998, 125(15): 2883 – 2892.

[121] Tateno M, Nishida Y, Adachi-Yamada T. Regulation of JNK by Src during Drosophila development[J]. Science, 2000, 287(5451): 324 – 327.

[122] Shindo M, Wada H, Kaido M, et al. Dual function of Src in the maintenance of adherens junctions during tracheal epithelial morphogenesis [J]. Development, 2008, 135(7): 1355 – 1364.

[123] Fernandez B G, Jezowska B, Janody F. Drosophila actin-Capping Protein limits JNK activation by the Src proto-oncogene[J]. Oncogene, 2013.

[124] Enomoto M, Igaki T. Src controls tumorigenesis via JNK – dependent regulation of the Hippo pathway in Drosophila[J]. EMBO Rep, 2013, 14 (1): 65 – 72.

[125] Rudrapatna V A, Cagan R L, Das T K. Drosophila cancer models[J]. Dev Dyn, 2012, 241(1): 107 – 118.

[126] Uhlirova M, Bohmann D. JNK – and Fos-regulated Mmp1 expression cooperates with Ras to induce invasive tumors in Drosophila[J]. EMBO J, 2006, 25(22): 5294 – 5304.

[127] Rudrapatna V A, Bangi E, Cagan R L. A Jnk-Rho-Actin remodeling positive feedback network directs Src-driven invasion[J]. Oncogene, 2013.

[128] Campuzano S, Modolell J. Patterning of the Drosophila nervous system: the achaete-scute gene complex[J]. Trends Genet, 1992, 8(6): 202 – 208.

[129] Deming S L, Nass S J, Dickson R B, et al. C-myc amplification in breast

cancer: a meta-analysis of its occurrence and prognostic relevance[J]. Br J Cancer, 2000, 83(12): 1688 – 1695.

[130] Grandori C, Cowley S M, James L P, et al. The Myc/Max/Mad network and the transcriptional control of cell behavior[J]. Annu Rev Cell Dev Biol, 2000, 16: 653 – 699.

[131] Dang C V. MYC, metabolism, cell growth, and tumorigenesis[J]. Cold Spring Harb Perspect Med, 2013, 3(8).

[132] Yamamura S, Saini S, Majid S, et al. MicroRNA – 34a modulates c – Myc transcriptional complexes to suppress malignancy in human prostate cancer cells[J]. PLoS One, 2012, 7(1): e29722.

[133] Chan C H, Lee S W, Li C F, et al. Deciphering the transcriptional complex critical for RhoA gene expression and cancer metastasis[J]. Nat Cell Biol, 2010, 12(5): 457 – 467.

[134] Ma L, Young J, Prabhala H, et al. miR – 9, a MYC/MYCN-activated microRNA, regulates E-cadherin and cancer metastasis[J]. Nat Cell Biol, 2010, 12(3): 247 – 256.

[135] Cappellen D, Schlange T, Bauer M, et al. Novel c – MYC target genes mediate differential effects on cell proliferation and migration[J]. EMBO Rep, 2007, 8(1): 70 – 76.

[136] Frye M, Gardner C, Li E R, et al. Evidence that Myc activation depletes the epidermal stem cell compartment by modulating adhesive interactions with the local microenvironment[J]. Development, 2003, 130(12): 2793 – 2808.

[137] Alfano D, Votta G, Schulze A, et al. Modulation of cellular migration and survival by c – Myc through the downregulation of urokinase (uPA) and uPA receptor[J]. Mol Cell Biol, 2010, 30(7): 1838 – 1851.

[138] Liu H, Radisky D C, Yang D, et al. MYC suppresses cancer metastasis by direct transcriptional silencing of alphav and beta3 integrin subunits[J].

Nat Cell Biol, 2012, 14(6): 567 - 574.

[139] Bellosta P, Gallant P. Myc Function in Drosophila[J]. Genes Cancer, 2010, 1(6): 542 - 546.

[140] Cascon A, Robledo M. MAX and MYC: a heritable breakup[J]. Cancer Res, 2012, 72(13): 3119 - 3124.

[141] Thiery J P, Acloque H, Huang R Y, et al. Epithelial-mesenchymal transitions in development and disease[J]. Cell, 2009, 139(5): 871 - 890.

[142] Dang C V, O'Donnell K A, Zeller K I, et al. The c - Myc target gene network[J]. Semin Cancer Biol, 2006, 16(4): 253 - 264.

[143] Harvey K F, Zhang X, Thomas D M. The Hippo pathway and human cancer[J]. Nat Rev Cancer, 2013, 13(4): 246 - 257.

[144] Staley B K, Irvine K D. Hippo signaling in Drosophila: recent advances and insights[J]. Dev Dyn, 2012, 241(1): 3 - 15.

[145] Zhao B, Li L, Lei Q, et al. The Hippo-YAP pathway in organ size control and tumorigenesis: an updated version[J]. Genes Dev, 2010, 24(9): 862 - 874.

[146] Huang J, Wu S, Barrera J, et al. The Hippo signaling pathway coordinately regulates cell proliferation and apoptosis by inactivating Yorkie, the Drosophila Homolog of YAP[J]. Cell, 2005, 122(3): 421 - 434.

[147] Zhang L, Yue T, Jiang J. Hippo signaling pathway and organ size control [J]. Fly (Austin), 2009, 3(1): 68 - 73.

[148] Zhao B, Tumaneng K, Guan K L. The Hippo pathway in organ size control, tissue regeneration and stem cell self-renewal[J]. Nat Cell Biol, 2011, 13(8): 877 - 883.

[149] Sancho R, Nateri A S, de Vinuesa A G, et al. JNK signalling modulates intestinal homeostasis and tumourigenesis in mice[J]. EMBO J, 2009, 28 (13): 1843 - 1854.

[150] Sun G, Irvine K D. Regulation of Hippo signaling by Jun kinase signaling during compensatory cell proliferation and regeneration, and in neoplastic tumors[J]. Dev Biol, 2011, 350(1): 139 – 151.

[151] Chen C L, Schroeder M C, Kango-Singh M, et al. Tumor suppression by cell competition through regulation of the Hippo pathway[J]. Proc Natl Acad Sci U S A, 2012, 109(2): 484 – 489.

[152] Doggett K, Grusche F A, Richardson H E, et al. Loss of the Drosophila cell polarity regulator Scribbled promotes epithelial tissue overgrowth and cooperation with oncogenic Ras-Raf through impaired Hippo pathway signaling[J]. BMC Dev Biol, 2011, 11: 57.

[153] Page-McCaw A, Serano J, Sante J M, et al. Drosophila matrix metalloproteinases are required for tissue remodeling, but not embryonic development[J]. Dev Cell, 2003, 4(1): 95 – 106.

[154] Ziosi M, Baena-Lopez L A, Grifoni D, et al. dMyc functions downstream of Yorkie to promote the supercompetitive behavior of hippo pathway mutant cells[J]. PLoS Genet, 2010, 6(9): e1001140.

[155] Cho E, Feng Y, Rauskolb C, et al. Delineation of a Fat tumor suppressor pathway[J]. Nat Genet, 2006, 38(10): 1142 – 1150.

[156] Coso O A, Chiariello M, Yu J C, et al. The small GTP-binding proteins Rac1 and Cdc42 regulate the activity of the JNK/SAPK signaling pathway [J]. Cell, 1995, 81(7): 1137 – 1146.

[157] Minden A, Lin A, Claret F X, et al. Selective activation of the JNK signaling cascade and c – Jun transcriptional activity by the small GTPases Rac and Cdc42Hs[J]. Cell, 1995, 81(7): 1147 – 1157.

[158] Neisch A L, Speck O, Stronach B, et al. Rho1 regulates apoptosis via activation of the JNK signaling pathway at the plasma membrane[J]. J Cell Biol, 2010, 189(2): 311 – 323.

[159] Warner S J, Yashiro H, Longmore G D. The Cdc42/Par6/aPKC polarity

complex regulates apoptosis-induced compensatory proliferation in epithelia [J]. Curr Biol, 2010, 20(8): 677 – 686.

[160] Oh H, Irvine K D. Cooperative regulation of growth by Yorkie and Mad through bantam[J]. Dev Cell, 2011, 20(1): 109 – 122.

[161] Zhao B, Ye X, Yu J, et al. TEAD mediates YAP-dependent gene induction and growth control[J]. Genes Dev, 2008, 22(14): 1962 – 1971.

[162] Ramos A, Camargo F D. The Hippo signaling pathway and stem cell biology[J]. Trends Cell Biol, 2012, 22(7): 339 – 346.

[163] Hong W, Guan K L. The YAP and TAZ transcription co-activators: key downstream effectors of the mammalian Hippo pathway[J]. Semin Cell Dev Biol, 2012, 23(7): 785 – 793.

[164] Wagner E F, Nebreda A R. Signal integration by JNK and p38 MAPK pathways in cancer development [J]. Nat Rev Cancer, 2009, 9 (8): 537 – 549.

[165] Horiuchi D, Collins C A, Bhat P, et al. Control of a kinesin-cargo linkage mechanism by JNK pathway kinases[J]. Curr Biol, 2007, 17(15): 1313 – 1317.

[166] Xiong X, Collins C A. A conditioning lesion protects axons from degeneration via the Wallenda/DLK MAP kinase signaling cascade[J]. J Neurosci, 2012, 32(2): 610 – 615.

[167] Stronach B, Perrimon N. Activation of the JNK pathway during dorsal closure in Drosophila requires the mixed lineage kinase, slipper[J]. Genes Dev, 2002, 16(3): 377 – 387.

[168] Ghosh A S, Wang B, Pozniak C D, et al. DLK induces developmental neuronal degeneration via selective regulation of proapoptotic JNK activity [J]. J Cell Biol, 2011, 194(5): 751 – 764.

[169] Itoh A, Horiuchi M, Wakayama K, et al. ZPK/DLK, a mitogen-activated protein kinase kinase kinase, is a critical mediator of programmed cell death

of motoneurons[J]. J Neurosci, 2011, 31(20): 7223 – 7228.

[170] Merritt S E, Mata M, Nihalani D, et al. The mixed lineage kinase DLK utilizes MKK7 and not MKK4 as substrate[J]. J Biol Chem, 1999, 274 (15): 10195 – 10202.

[171] Hirai S, Kawaguchi A, Hirasawa R, et al. MAPK-upstream protein kinase (MUK) regulates the radial migration of immature neurons in telencephalon of mouse embryo[J]. Development, 2002, 129(19): 4483 – 4495.

[172] Suenaga J, Cui de F, Yamamoto I, et al. Developmental changes in the expression pattern of the JNK activator kinase MUK/DLK/ZPK and active JNK in the mouse cerebellum[J]. Cell Tissue Res, 2006, 325 (1): 189 – 195.

[173] Xu Z, Maroney A C, Dobrzanski P, et al. The MLK family mediates c – Jun N – terminal kinase activation in neuronal apoptosis[J]. Mol Cell Biol, 2001, 21(14): 4713 – 4724.

[174] Zhang S, Yu D. Targeting Src family kinases in anti-cancer therapies: turning promise into triumph[J]. Trends Pharmacol Sci, 2012, 33 (3): 122 – 128.

[175] Agnes F, Suzanne M, Noselli S. The Drosophila JNK pathway controls the morphogenesis of imaginal discs during metamorphosis[J]. Development, 1999, 126(23): 5453 – 5462.

[176] Kanda H, Igaki T, Okano H, et al. Conserved metabolic energy production pathways govern Eiger/TNF – induced nonapoptotic cell death[J]. Proc Natl Acad Sci U S A, 2011, 108(47): 18977 – 18982.

[177] Shin J H, Min S H, Kim S J, et al. TAK1 regulates autophagic cell death by suppressing the phosphorylation of p70 S6 kinase 1[J]. Sci Rep, 2013, 3: 1561.

[178] Suissa Y, Ziv O, Dinur T, et al. The NAB-Brk signal bifurcates at JNK to independently induce apoptosis and compensatory proliferation[J]. J Biol

Chem, 2011, 286(17): 15556 - 15564.

[179] Shlevkov E, Morata G. A dp53/JNK - dependant feedback amplification loop is essential for the apoptotic response to stress in Drosophila[J]. Cell Death Differ, 2012, 19(3): 451 - 460.

[180] Zirin J, Perrimon N. Drosophila as a model system to study autophagy[J]. Semin Immunopathol, 2010, 32(4): 363 - 372.

[181] Wu H, Wang M C, Bohmann D. JNK protects Drosophila from oxidative stress by trancriptionally activating autophagy[J]. Mech Dev, 2009, 126 (8 - 9): 624 - 637.

[182] Carswell E A, Old L J, Kassel R L, et al. An endotoxin-induced serum factor that causes necrosis of tumors[J]. Proc Natl Acad Sci U S A, 1975, 72(9): 3666 - 3670.

[183] Zelova H, Hosek J. TNF - alpha signalling and inflammation: interactions between old acquaintances[J]. Inflamm Res, 2013, 62(7): 641 - 651.

[184] Waters J P, Pober J S, Bradley J R. Tumour necrosis factor and cancer[J]. J Pathol, 2013, 230(3): 241 - 248.

[185] Cordero J B, Macagno J P, Stefanatos R K, et al. Oncogenic Ras diverts a host TNF tumor suppressor activity into tumor promoter[J]. Dev Cell, 2010, 18(6): 999 - 1011.

[186] Fernald K, Kurokawa M. Evading apoptosis in cancer[J]. Trends Cell Biol, 2013, 23(12): 620 - 633.

[187] Yang L, Cao Z, Yan H, et al. Coexistence of high levels of apoptotic signaling and inhibitor of apoptosis proteins in human tumor cells: implication for cancer specific therapy [J]. Cancer Res, 2003, 63 (20): 6815 - 6824.

[188] Huang Q, Li F, Liu X, et al. Caspase 3 - mediated stimulation of tumor cell repopulation during cancer radiotherapy[J]. Nat Med, 2011, 17(7): 860 - 866.

［189］ Segalat L. Invertebrate animal models of diseases as screening tools in drug discovery[J]. ACS Chem Biol, 2007, 2(4): 231－236.

［190］ Wolf M J, Rockman H A. Drosophila melanogaster as a model system for genetics of postnatal cardiac function[J]. Drug Discov Today Dis Models, 2008, 5(3): 117－123.

附录　彩图

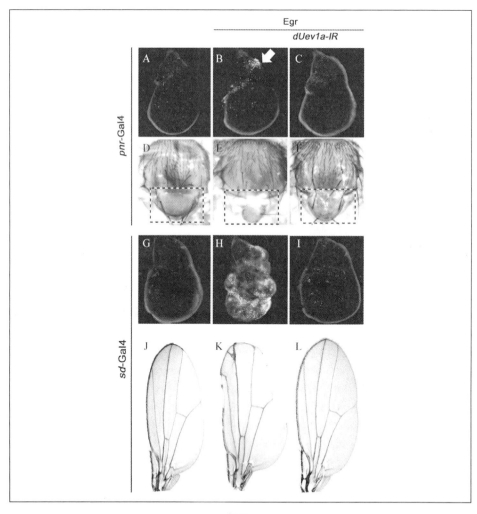

彩图1

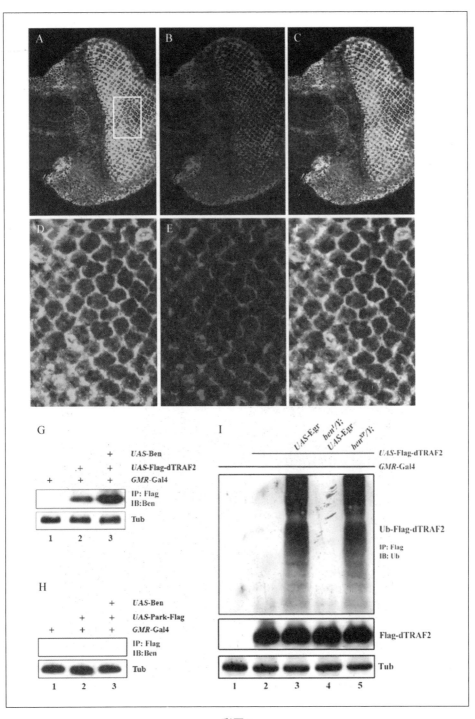

彩图2

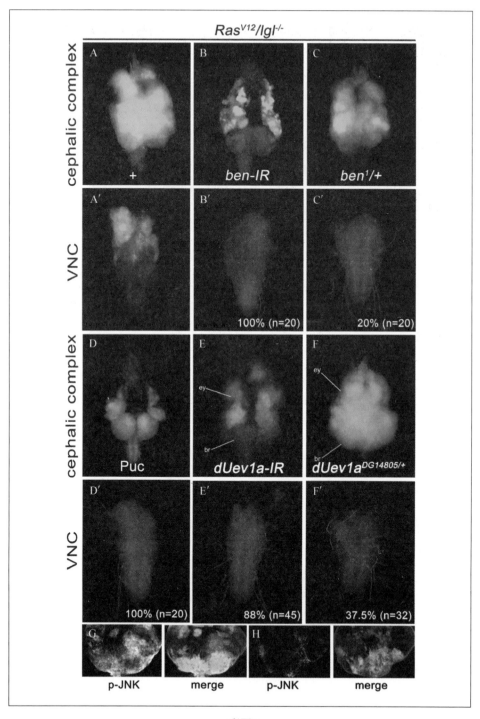

彩图3

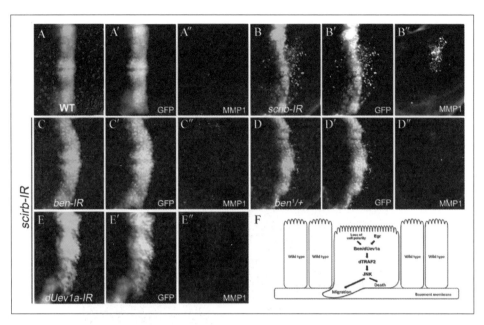

彩图4

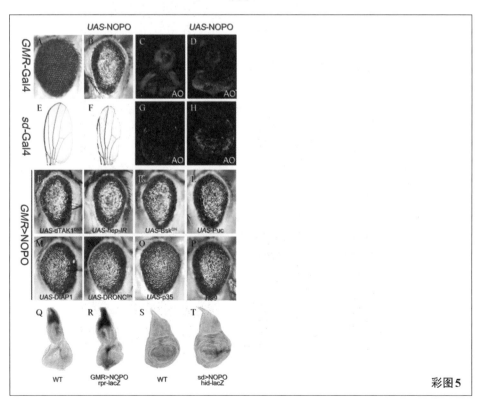

彩图5

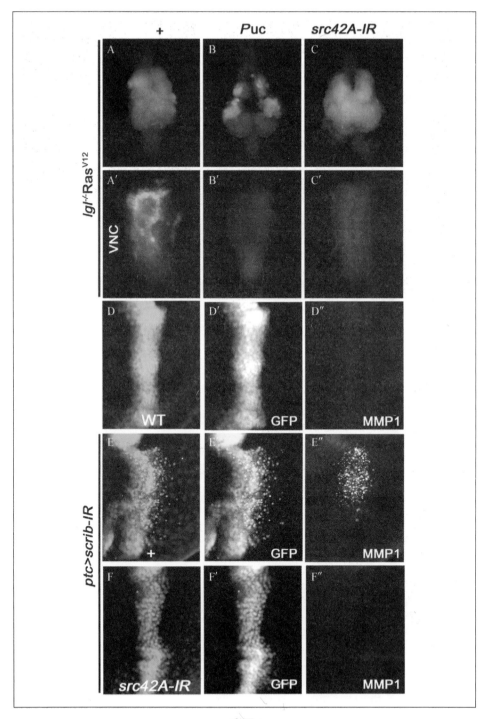

彩图 6

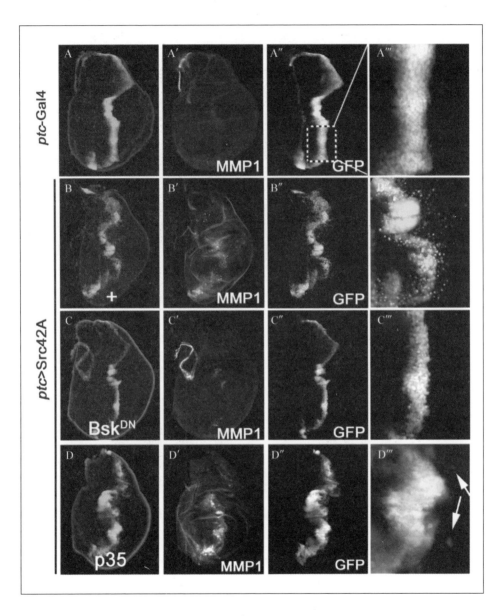

彩图 7

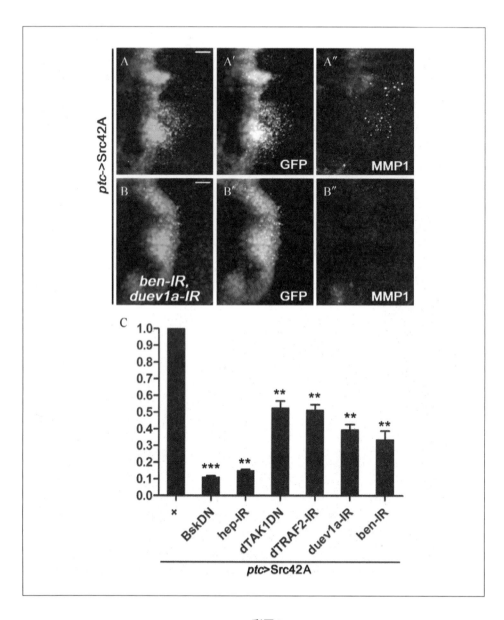

彩图8

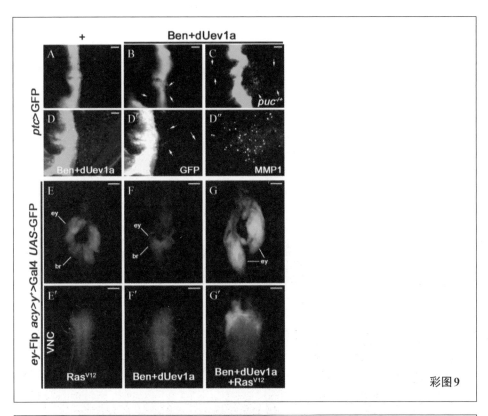

彩图9

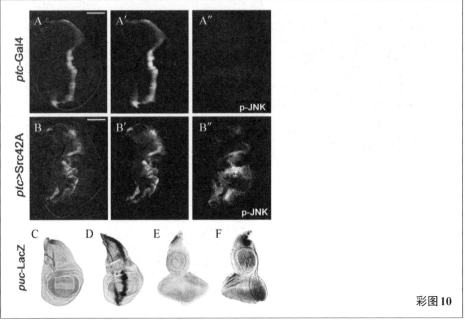

彩图10

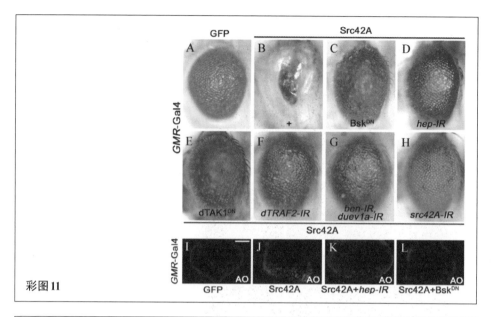

彩图11

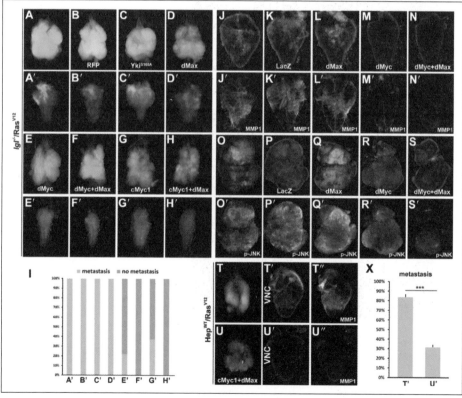

彩图12

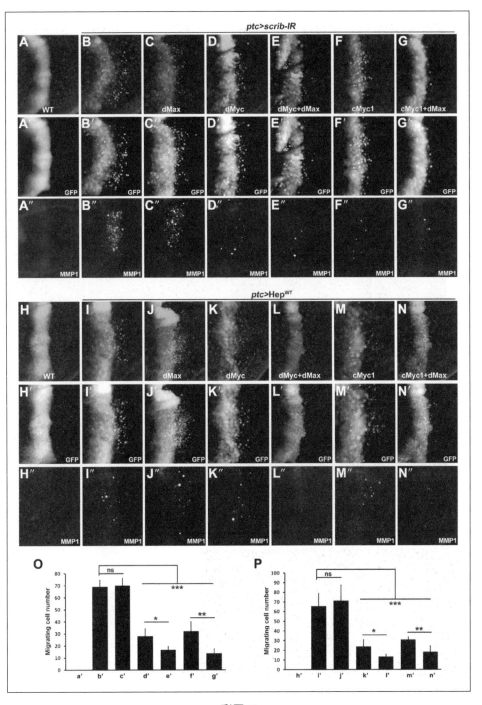

彩图13

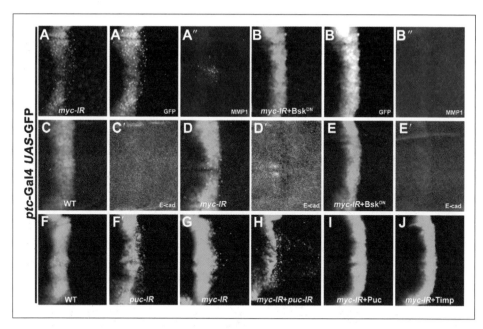

彩图 14

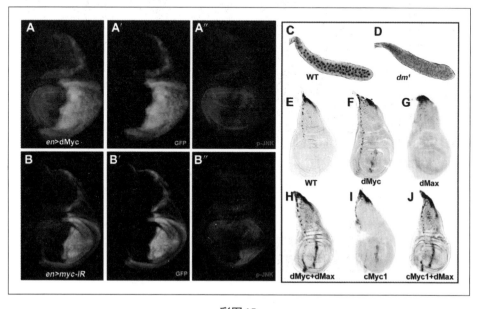

彩图 15

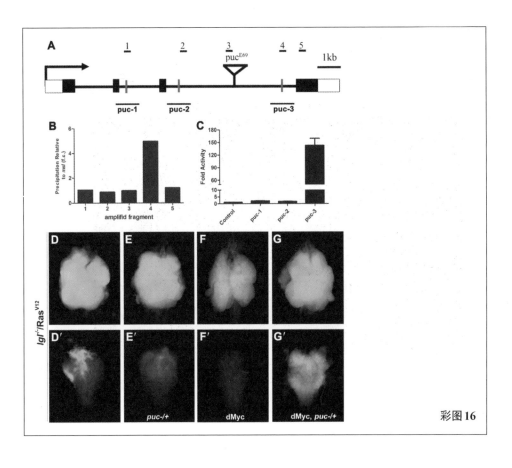

彩图16

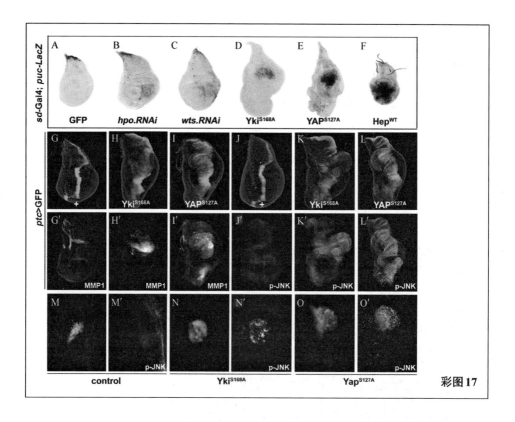

彩图17

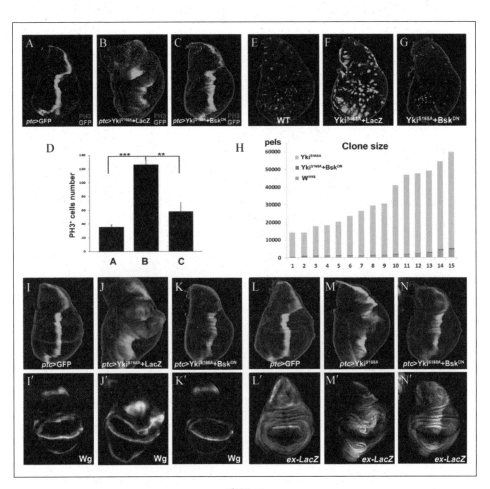

彩图18

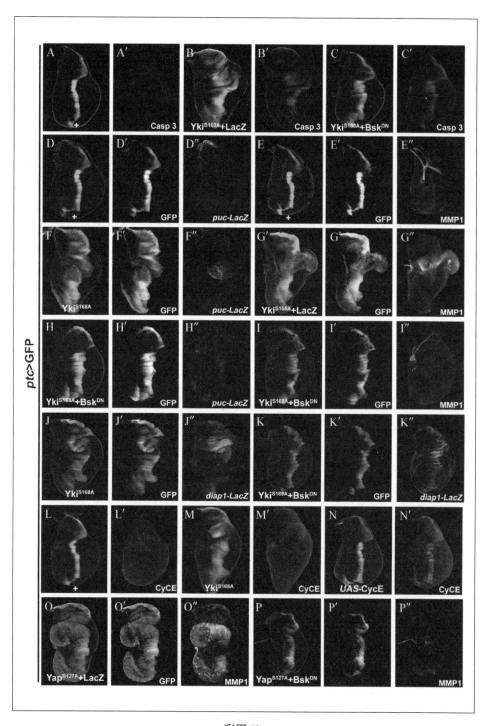

彩图19

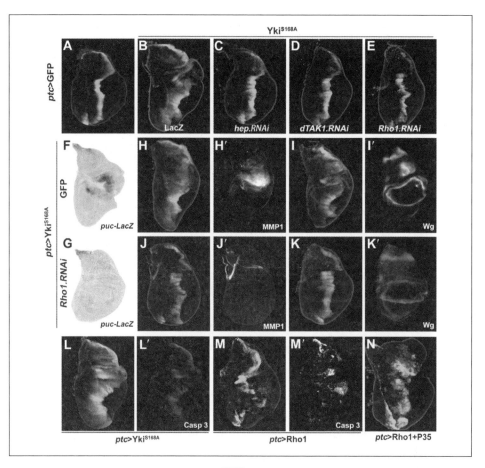

彩图20

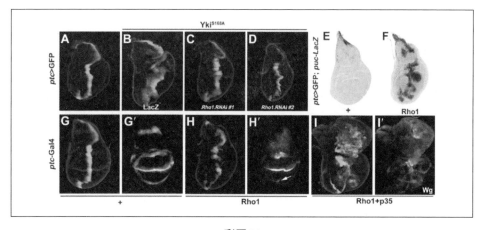

彩图21

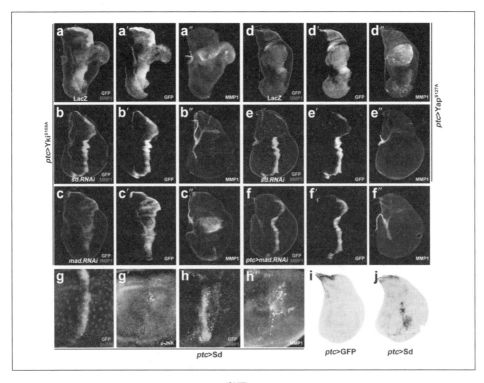

彩图 22

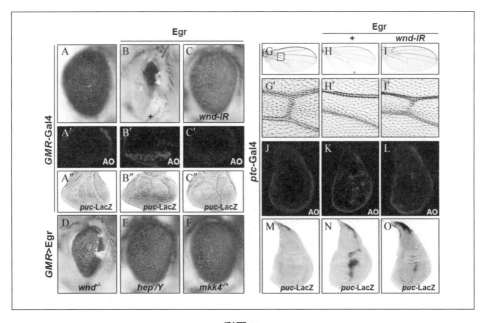

彩图 23

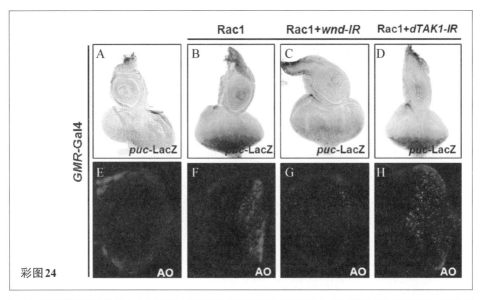

彩图 24

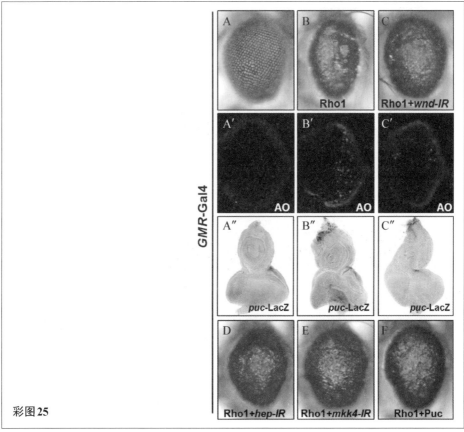

彩图 25

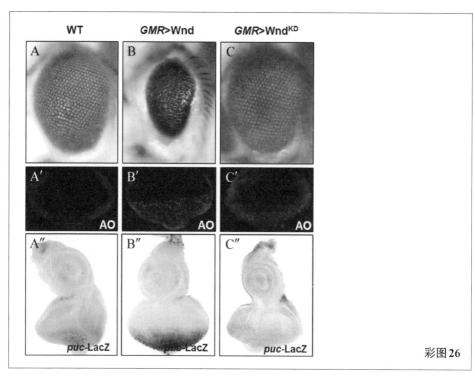

彩图 26

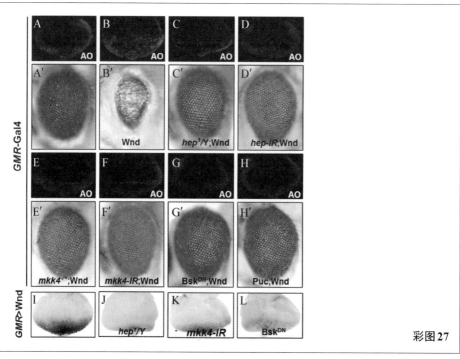

彩图 27

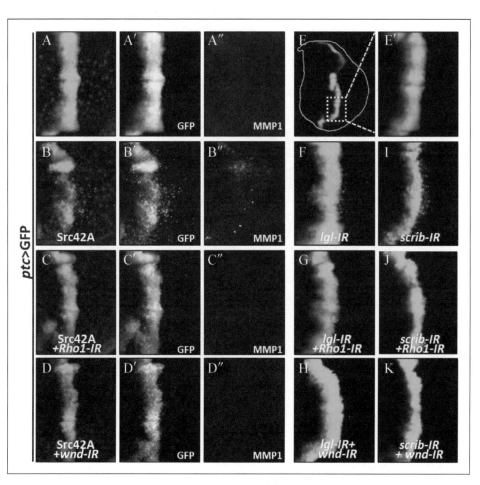

彩图28

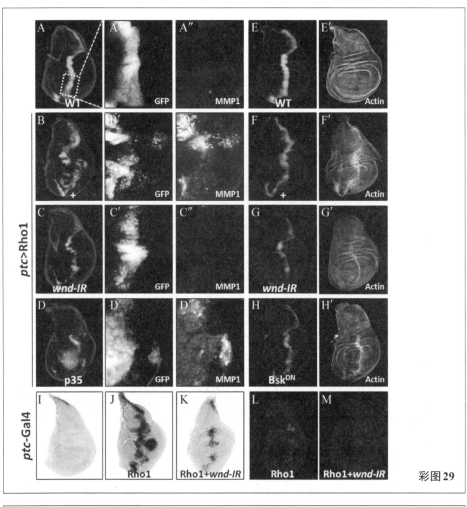

彩图 29

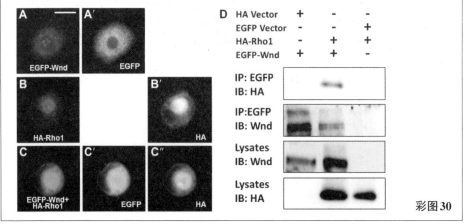

彩图 30

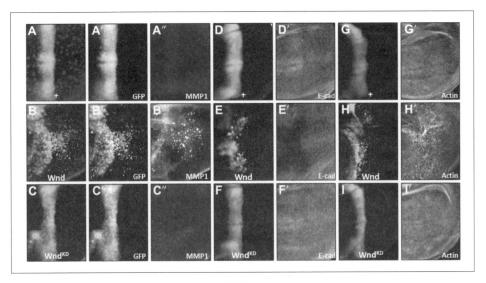

彩图31

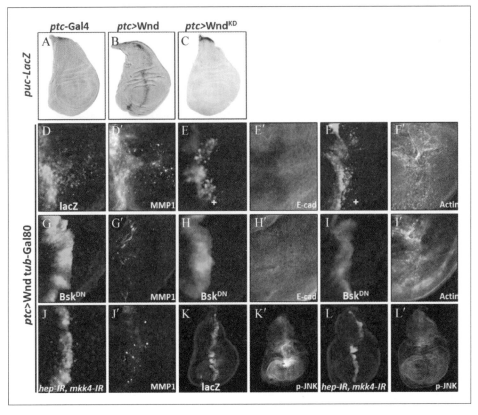

彩图32

后　记

　　自 2005 年进入同济大学读本科到如今博士毕业已经过了近 9 年，也就是说我这一生中约 1/10 的时光在同济这片土地上度过。回想这段时光，经历了不少，有过欢笑有过泪水，有过成功也有过苦涩。而这 5 年来的汗水和努力最终凝结成本书，也算给了自己一个交代。

　　博士毕业是一件令人非常开心的事，而我之所以能够顺利毕业，首先最想感谢的当然是我的恩师薛雷教授。这 5 年来我所取得的每一次进步，每一次成功都离不开薛老师的辛勤指导及帮助。他有着自己独特的教学和培养方式，不施压、不强迫，几乎全凭学生的自觉和兴趣，充分发挥自己的想象力及主观能动性，而我从中受益无穷，能够放空想象，大胆假设，小心求证。时至今日我依然清晰记得本科毕业设计时第一次参加论坛做口头报告的情景，他前后花了好几个小时帮我修改 PPT，耐心地向我传授演讲的技巧，并指导我一次次排练，而在那次论坛上我获得了一等奖。也就是从那刻起，在他的指引下，我踏入了科学的殿堂。他的言行与魅力就好比是催化剂，充分调动起我对科研的热情；他的幽默与智慧让我了解原来科研也可以如此充满欢乐；而他严谨与批判的科学态度使我对科研二字有了真正的认识；他在运动场上永不放弃的拼搏精神，让我明白了坚持与执着的重要。在本文完成之际，千言万语汇成一句话：薛老师，您辛苦了！

其次我要感谢我的父母，感谢他们这么多年来教育我、抚养我，对我求学给予大力支持。其实他们并不完全清楚我具体在做什么，只知道我在读生物学的博士，在养果蝇，但他们依然默默在背后支持我、鼓励我，使我得以顺利毕业。父亲告诉我说不管将来的路怎样，相信只要你坚持就一定会成功；母亲则告诉我男人要有理想，要努力去征服世界。今天我毕业了，我将带着你们的希望和祝福，为了实现自己的梦想，去挥洒汗水。爸爸妈妈，你们辛苦了，我爱你们！

我还要感谢我的女朋友许纹衍，尽管并无信仰，但我认为自己是受到上天眷顾的人，把如此一个温柔善良、美丽大方又善解人意的女生安排在我身边，让我得以与她相识，相知，到相爱。是她的理解、支持和包容让我有了今天的成就，无论我熬夜做实验，或是通宵写论文，她都给我最大的支持。在这个物质的世界中，似乎金钱已经和一切都挂了钩，而她让我相信爱情。此外我还要特别感谢纹衍的父母这几年来给予我的照顾和帮助。

再者我要感谢同济大学曹莹教授及何淑君教授对我课题的指导和学习生活上的莫大帮助，她们的言行将激励我继续在科研的道路上继续前行，勇攀高峰。

我还要感谢本文合作者为保证课题顺利进行所付出的努力：黄玖红为 Myc 课题做了 ChIP 实验及部分抗体免疫荧光实验；陈俞钧帮助阐明了 Hpo 调控 JNK 信号通路的分子机制；杨丽霞帮助揭示了 dUev1a 这一 JNK 信号通路新成员的功能；郑红雨和邵颖瑶帮助探究了 Src42A 调控 JNK 介导的细胞死亡和迁移。

在我科研学习过程中还有许多帮助我的老师和同学们，在此深表感谢：上海交通大学李明发教授及研究生李琦为研究 Wnd 在卵子发生过程做出的工作；上海中科院生化研究所张雷教授及金蕴韵师姐分享部分未发表数据并提供大力帮助；合作者南开大学吴世安教授提供众多果蝇品系及相关质粒，保障了实验的顺利开展，并为本书提出了宝贵的指导意见；约翰霍普金斯大学潘多加教授提供部分研究所需果蝇品系及抗体；墨尔本大学 Helena Richardson 教授提部分供抗体及果蝇并对课题提供了宝贵意见和帮助，还要特别感谢合作者耶鲁大学许田教授提供相关果蝇品系并给予帮助。

同时我还要感谢曾经，以及正在医学楼辅楼 409 室生活学习的所有大家庭成员，包括李文哲老师，杨杨老师及王行军，杨辉，胡雨佳，任普，孙颖，郭晓伟，李森林，曹锐修，赵宇，彭菲，李莉，张柿平，吴晨曦，俞慧怡，马叶青，黄希瑞，吴娜娜，张迪，这几年有了大家在一起生活才能充满欢声笑语。此外还要感谢为我们实验室清洁工作付出辛勤汗水的赵晓勤阿姨。

感谢我的母校同济大学这 9 年来的培养，感谢学院里支持和帮助过我的老师，不会忘记郑福辉老师那洒脱的舞姿和动人的歌喉，感谢汤桂红老师，孙冬梅老师和黄佳莹老师在我生活及工作上给予的大力支持和帮助。

最后再次感谢这一路上所有关心过我的老师，同学及朋友们，你们的支持、帮助与鼓励是我不断前进的最大动力。